支台歯形成の かんどころ

著●嶋倉道郎　田中卓男

うまい形成
下手な形成

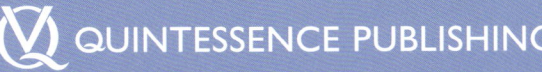

クインテッセンス出版株式会社　2012

QUINTESSENCE PUBLISHING

Berlin | Chicago | Tokyo
Barcelona | London | Milan | Mexico City | Paris | Prague | Seoul | Warsaw
Beijing | Istanbul | Sao Paulo | Zagreb

クインテッセンス出版の書籍・雑誌は、
弊社Webサイトにてご購入いただけます。

PC・スマートフォンからのアクセスは…

弊社Webサイトはこちら

序

　クラウンやブリッジなどの歯冠補綴治療において、支台歯形成は治療の良否を左右するもっとも重要といってもよいステップである。しかしながら近年歯科治療の中で接着技法が開発され、合着時に使用される材料も進歩したことで、その材料に頼るあまり窩洞形成や支台歯形成がおろそかになっている傾向がある。また一般開業医にとっては、毎日のように行っている頻度の高い処置であることから、「今さら支台歯形成の勉強なんかしなくても、自分は十分うまくできるんだ。」と誰もが自信を持ちやすい分野でもある。

　しかしながら実際に作業模型上でクラウンやブリッジを製作する歯科技工士の話を聞くと、「こんな形成じゃクラウンはすぐ外れちゃうよ」とか、「この形成でどうやって前装冠の色を再現しろというの？」とか、はたまた「これじゃブリッジとして連結したら入らないでしょ」といったように基本ができていない場合が意外と多い。それはなぜなのであろうか？

　支台歯形成については、これまで国内外において数多くの教科書や参考書が書かれてきた。しかしながら従来の成書では、クラウン支台歯形態の要件に関する詳細な説明と仕上がりの具体的な形態（たとえば軸面のテーパーは片側2〜5°とし、咬合面は対合歯とのクリアランスを1〜1.5mm確保するなど）を解説し、理想的な支台歯形態が図示してあるものがほとんどであった。

　たしかにそれで正しいのではあるが、本を書かれた先生がたは臨床技術に熟達した大家であるために、どのようにして形成するのかなどとりたてて意識しなくても、理想的な支台歯形態に仕上げることが可能である。しかしながら卒業したての頃の著者がそうであったように、臨床研修医をはじめ経験の浅い歯科医師は、歯面へのバーの当て方やどの方向から支台歯を見て切削したらよいかなど、具体的にどのような点に注意すれば適切な支台歯形態に形成できるかを知りたいはずである。さらには最終的に正しい形態になっているかのチェック時に、どこに注意してどのような方法で確認するのがよいかについても、わかりやすく説明してもらうことが必要であろう。

　そこで本書では、歯冠補綴処置の中でももっとも重要で基本的な手技といってもよい支台歯形成について、臨床的な注意点を具体的にまとめてみた。したがって切削の原理や切削器具の特徴といった、従来の成書に述べられている基礎的事項は省いてある。著者の経験を基にした独断も含まれているかもしれないが、実際に支台歯形成で初心者が陥りやすい具体例も提示し、なぜそのような形成になりやすいのかといった原因を探って、上達するための着眼点をわかりやすく解説したつもりである。本書が意欲ある若手の歯科医師にとって、支台歯形成の技術を磨くうえで少しでも役に立ってくれれば幸いである。

　最後に本書の企画に快くご賛同いただき、出版に至るまで多大なご協力を賜ったクインテッセンス出版株式会社ならびに編集長の畑めぐみさんに心より感謝したい。

平成24年3月
嶋倉道郎

Contents

7 CHAPTER 1
支台歯形成の基本

8 ① 支台歯形成の目的は？
- 8 MI時代、補綴物の変化とともに形成にも変化が…
- 8 長期的に維持される補綴をめざせ

10 ② 支台歯形態の要件は？
- 10 形成の要件を満たしつつ、なるべく単純な形態がベター
- 10 クラウンの強度、保持力、審美性を考慮していけば形態はおのずと定まる

11 ③ 形成辺縁の位置と辺縁形態
- 11 縁上か縁下かの議論はマージンが不適合では元も子もない
- 12 う蝕の存在なども考慮した現実的な設定位置を知ろう

13 ④ 診療姿勢
- 13 診療姿勢に絶対的な指針はない
- 13 正確な形成ができれば直視でも、ミラー視でも問題なし
- 14 直視できない部分をうまく削るためのテクニカルアドバイス
- 16 自分なりに自然で無理のない姿勢が一番だが、基本の姿勢はマスターしておこう
- 18 手術野を立体的に捉えれば形成しやすくなる

20 ⑤ 切削器具の持ち方
- 20 2本指で持つか、3本指か？
- 21 力を入れて握り締めるとハンドピースを細かく動かしにくくなる
- 21 支点の確保とハンドピースの動かしやすさは連動している
- 21 口腔外の支点をうまく使おう

23 ⑥ 介補者の役割
- 23 治療のじゃまにならず、患者に苦痛を与えない
- 24 無理のないバキュームにはかんどころがある

27 CHAPTER 2
全部鋳造冠の支台歯形成テクニカルアドバイス

29 ① 咬合面の削除、形成
- 29 最初にクリアランスを確保せよ！多すぎても少なすぎてもNG
- 29 接着材料の進歩で選択される修復物にも変化が
- 30 曲面を均等に削るには
- 32 築造後の咬合面形態のとり方、材料は違っても皆同じ
- 34 対合歯のクリアランスの確認のコツ

35 ② 頰舌面の形成
- 35 軸面の傾斜が強すぎてはいけない・達成可能なテーパーの範囲とは？
- 36 軸面形成は直視しやすい頰側面から始めよ！
- 40 頰側面より見えにくく、難易度の高い舌側面の制覇法
- 43 二面形成はなぜ必要か

45 ③ 近遠心面の形成
- 45 隣在歯を傷つけないことが第一
- 50 形成の外形を観察する時のポイント
- 52 歯頸部を輪切りにした形を頭に入れよ

57 ④ 歯頸部辺縁の修正
- 57 マージンの位置は歯肉縁下0.5mmに

59 ⑤ 仕上げ
- 59 支台歯の鋭利な角はすべて落とす

61 CHAPTER 3
前装鋳造冠の支台歯形成
テクニカルアドバイス

63 ①〈前歯〉切縁の削除
- 63 歯種によって異なる歯冠長、適切な削除量をどうたたき出す？
- 67 無髄歯の場合の削除量

68 ②〈前歯〉唇側面の形成
- 68 自然感を再現するには、十分な前装材の厚さが必要
- 69 日本人ならではの薄い歯質を露髄させないためには
- 72 唇側は二面形成
- 74 初心者が犯しやすい3つの過ち

76 ③〈前歯〉隣接面の形成
- 76 隣接面形成を難しくする要因を制しよう

80 ④〈前歯部〉舌側軸面の形成
- 80 高さがとれないだけに維持力を考えた形成を

82 ⑤〈前歯部〉舌面の形成
- 82 対合歯との適切なクリアランスとは具体的にどのくらい？
- 83 切縁部の厚みに注意しながら舌面形成を行おう

85 ⑥〈前歯部〉歯頸部辺縁の修正
- 85 適切なマージン形態の決め方
- 87 不揃いな辺縁形成にしないためには

90 ⑦〈前歯部〉仕上げ
- 90 全部鋳造冠と同じ要領で
- 90 確認の順序と方法

95 ⑧ 小臼歯部特有の注意点
- 95 咬合面部の削除：前装鋳造冠用特有の削除量を知ろう
- 97 頬側軸面の形成：二面形成は変わらず
- 99 舌側軸面の形成：基本は共通・立体的な観察を
- 100 隣接面の形成：大臼歯の形成との違いをおさえよ
- 103 歯頸部辺縁の修正：移行部に注意
- 104 仕上げの確認：確認事項をしっかりと

107 CHAPTER 4
接着ブリッジ用
部分被覆冠の支台歯形成
テクニカルアドバイス

108 ① 形成前に頭にいれておきたい重要事項
- 109 接着システムとリテーナー用部分被覆冠のデザインの関係
- 110 リテーナーの要件
- 112 リテーナーの設計
- 114 既存修復の扱い

115 ② 前歯部リテーナー用部分被覆冠の支台歯形成
- 115 隣接面の削除、形成：ブリッジの接着強さは削除部分の辺縁の位置で決まる
- 118 舌面の削除：デンティンを露出させないための器具選びとグルーブがポイント
- 119 辺縁の修正と補助維持などの追加：デリケートな処置を行うためのコツを知ろう

120 ③ 臼歯部のリテーナー用部分被覆冠の支台歯形成
- 120 隣接面および舌側面の削除、形成：軸方向は注意深く決定せよ
- 121 咬合面溝の形成：デンティンよりもメタル厚さ優先で
- 122 辺縁の修正：線角や隅角が滑らかに移行するような修正をするには

CHAPTER 5
ブリッジの支台歯形成 テクニカルアドバイス

123

125 ① 咬合面の削除
125 最後臼歯の支台歯は対合歯とのクリアランスが少なくなることに注意

126 ② 軸面形成
126 初心者が犯しやすい過ちを徹底解明
128 ここでも支台歯を三次元的に見ながら平行性を確実に確保しよう

130 ③ 撓みによる脱離対策
130 撓みに抗するには時にポンティック形態にも熟慮が必要
130 支台装置の非欠損側の辺縁からくる"力"にテーパーで対抗
132 しっかりと厚みのあるシャンファー形成で強度を確保せよ

CHAPTER 1

支台歯形成の基本

① 支台歯形成の目的は？

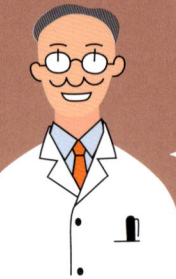

単に補綴物が装着できればよいわけではない。
長期的維持のできる形成が大事

MI時代、補綴物の変化とともに形成にも変化が・・・

支台歯形成は何のために行うか。

当然のことながら、該当する歯に機能性や審美性に優れたクラウンやブリッジを装着できるようにするためである。そのため歯冠を切削して、適切な形態に形成するわけである。以前は、特にブリッジの症例では支台歯となる歯がう蝕のない健全歯であっても、支台装置として強度や維持力に優れた全部被覆冠が選択された。臨床医として多少の後ろめたさを感じながらも健全歯質を切削して、成書に記されているような支台歯形態に仕上げることが多かった（図1-1、1-2）。

しかしながら近年の歯科臨床においては、

歯質や金属と接着性を有する優れた合着材料が開発され、健全歯質はなるべく削らないで残すというMI（Minimal Intervention）の考え方が主流となっている。

すなわちブリッジの適応症でも支台歯が健全歯あるいはう蝕があっても軽度な場合には、支台装置として部分被覆冠（ただし従来の3/4冠やピンレッジとは異なる形態）を応用し、必要最小限の歯質だけを切削するに止めて製作する接着ブリッジが多用されている（図1-3、4）。

単独のクラウンも同様の考え方から、歯冠の大部分が残っている生活歯に全部被覆冠が応用されることはきわめて稀になった。

実際の臨床では、全部被覆冠はう蝕が進行して歯冠の多くが失われ、根管処置が済んだ失活歯に応用されることがほとんどである。

したがってそのような症例の支台歯形成では、

歯を切削するというよりも、メタルやコンポジットレジンなどの歯科材料で支台歯形態を構築、すなわち支台築造を行い、細かい部分を切削、修正して適切な支台歯形態に仕上げるといったほうが、より適切かもしれない（図1-5〜7）。

長期的に維持される補綴をめざせ

ただ歯冠補綴の目的としては、機能と審美性を回復することだけでなく、それを長期間にわたって維持していくことも重要である。したがって支台歯形成においても、単にクラウンやブリッジが装着できればよいというものではなく、長期間にわたって、変形したり破折したり外れたりしないように、また歯髄や歯周組織といった周囲の組織に悪影響を及ぼさず、二次う蝕や歯周炎などに罹患しないような形態や形成辺縁の位置といったものが求められる。

支台歯形成の基本

昔のコンセプト

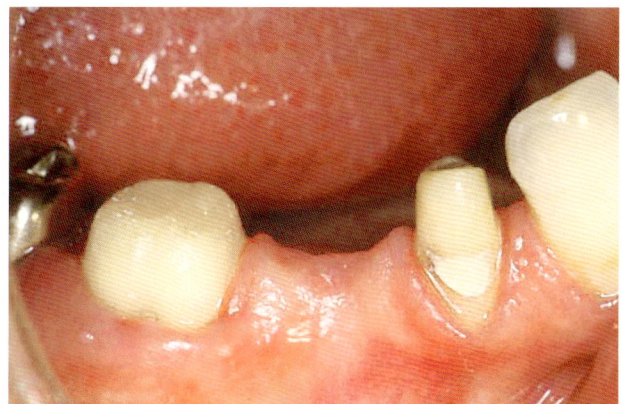

図1-1 以前はブリッジの症例で支台歯が生活歯であっても、このように全部被覆冠用の支台歯形成を行うことが多かった。

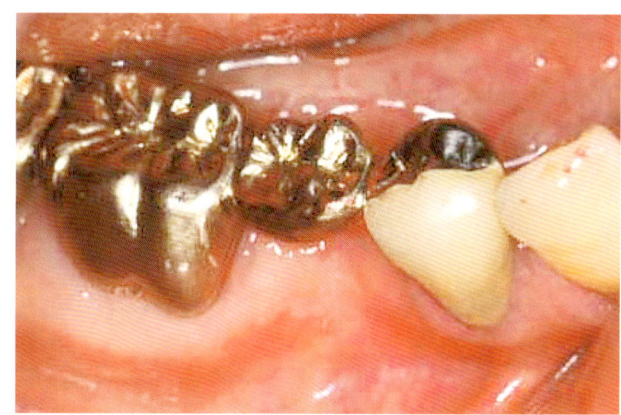

図1-2 生活歯に装着された $\overline{6５４}$ のブリッジ。

今のコンセプト

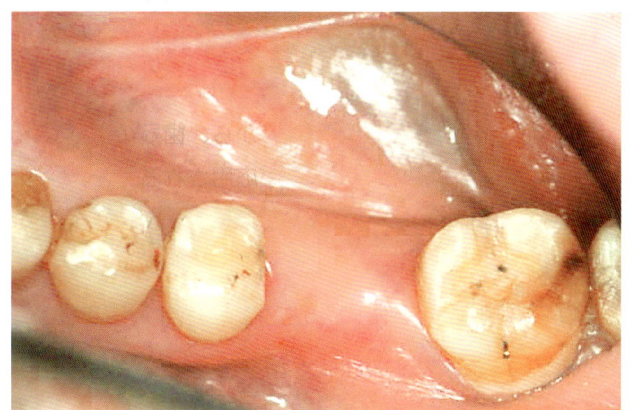

図1-3 近年はブリッジの症例でも、支台歯が生活歯でう蝕がないか、あるいはあっても軽度な場合、歯質の削除量をできるだけ少なくした接着ブリッジ用の支台歯形成が行われることが多い。

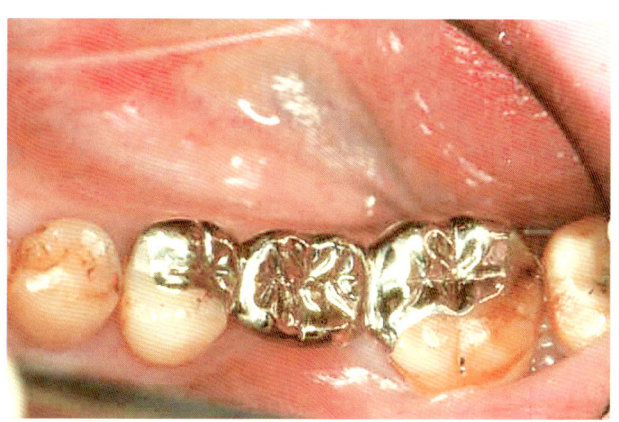

図1-4 $\overline{５６７}$ に装着された接着ブリッジ。

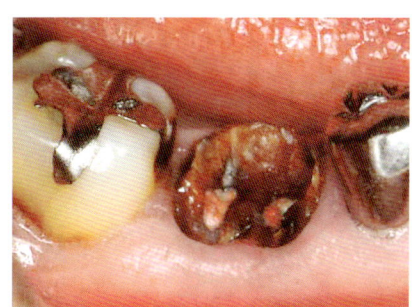

図1-5 全部鋳造冠の適応症となるのは、このように歯冠がほとんど崩壊した失活歯であることが多い。

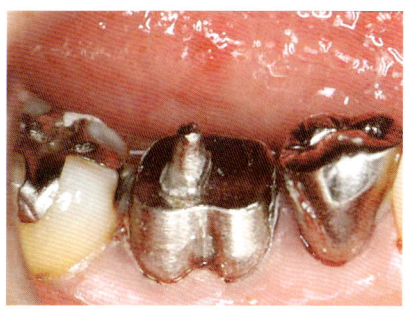

図1-6 歯冠が崩壊した症例では、金属やコンポジットレジンによる支台築造で支台歯形態をほぼ回復しておく。

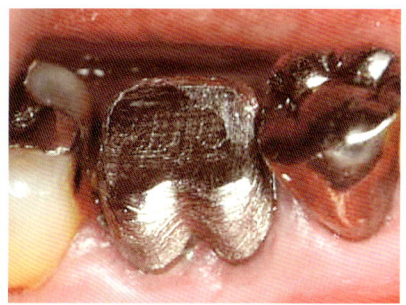

図1-7 支台築造で支台歯形態はほぼできあがっているため、支台歯形成は細かい部分を修正するだけで済む。

9

② 支台歯形態の要件は？

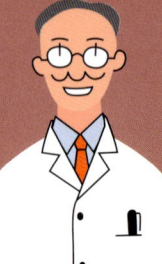

普遍的な形はあるが、
形態はなるべくシンプルに

形成の要件を満たしつつ、なるべく単純な形態がベター

支台歯形態に求められる要件については、従来から多くの成書に述べられている。具体的には
①クラウンがスムーズに着脱できること
②クラウンの保持力が十分確保できること
③クラウンの強度が十分確保できること
④クラウンの良好な適合が得やすいこと
⑤目に触れる部位であればクラウンの審美性が十分確保できること
⑥生活歯であれば歯髄に過度な刺激を及ぼさないこと
⑦支台歯が破折しないだけの十分な強度を有すること
⑧技工操作が行いやすいよう形成限界が明瞭なこと
⑨二次う蝕を防止でき歯周組織にも傷害を与えないこと
などが挙げられる。

これらの要件を満たしたうえで、あまり複雑にならずできるだけ単純な形態のほうが望ましい。

また固定性ブリッジの症例であれば、複数の支台装置とポンティックを連結した時に着脱できなければならないため、支台歯間の平行性の確保は必須である。

クラウンの強度、保持力、審美性を考慮していけば形態はおのずと定まる

以上の要件からわかるように、支台歯形成にあたっては解剖学的、理工学的、生物学的といった様々な観点からの考慮が必要である。そのために支台歯の咬合面形態、軸面形態、辺縁形態はどうあらねばならないか、また形成辺縁の位置はどこに設定すべきかといったことについて従来から成書で詳しく述べられてきた（図1-8）。

しかしながら軸面テーパーの角度や辺縁形態、形成辺縁の位置については、われわれが習った頃とは若干異なる考え方も示されてきているため、各論の項目で触れてみたい。ただ機能性や審美性に優れたクラウンの形態というのは、正常な歯列であれば基本的に元の歯冠形態や色調を再現するということになる。したがって、

クラウンの強度や保持力、審美性といったものを考慮すれば、求められる支台歯形態もおのずと定まってくる。

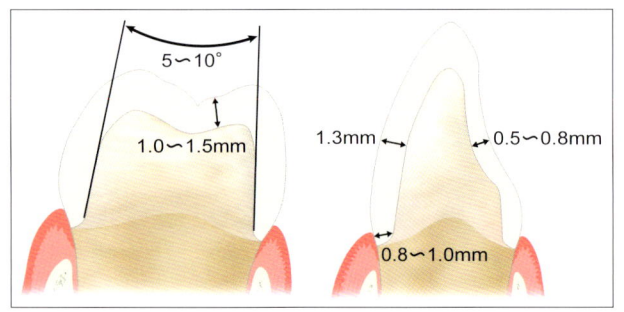

図1-8　基本的な支台歯形態。

③ 形成辺縁の位置と辺縁形態

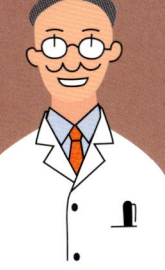

辺縁位置は歯肉縁下0.5mm、
3つの辺縁形態から選ぶのが現実的

縁上か縁下かの議論はマージンが不適合では元も子もない

　全部被覆冠の形成辺縁の位置をどこに設定すべきかという点については、これまで二つの立場での主張がなされてきた。ひとつは二次う蝕の防止という観点から歯肉縁下に設定するべきであるというもの、もう一方は歯周疾患の防止という観点から歯肉縁上に止めるべきであるというものである。

　臼歯部では、不潔域として歯頸部の歯肉縁から上1mm程度の帯状の部分、隣接面の接触点から下の鼓形空隙の部分、咬合面の小窩裂溝の部分の3か所が挙げられる。したがって二次う蝕を防止するという観点からは、当然クラウンのマージンをこの不潔域に置くことは避けたいところであり、歯肉縁下に設定したほうがよいことになる。しかし歯肉縁下に置くということは支台歯形成時に内縁上皮を傷つけたり、クラウン装着後も機械的な刺激を惹起するおそれがある。そこで歯周病を予防するという観点からは、クラウンのマージンは歯肉縁上で止めるべきであるという主張がなされることになる。

　ただ以前はマージンが歯肉縁下に入っているクラウンでも、帯環金冠のような支台歯に適合していない例によく遭遇した（図1-9〜11）。そのようなクラウンの例をとらえて、歯肉縁下のマージンは為害作用が大きいというのは誤った認識と言えよう。

　マージンの適合が悪いクラウンはその位置が歯肉縁下、歯肉縁上にかかわらず生体に為害作用を及ぼすことは疑いがない。

　では臨床的にはどの程度の適合度ならば許容されるのであろうか？　もちろん支台歯とクラウンマージンのギャップは少ないに越したことはないが、実際にはセメント合着するのであるから、ピッタリと適合したクラウンでもセメントラインの厚さだけは浮き上がるということになる。臨床的には100μm以下であればまず問題ないとされているが、現在の鋳造やCAD/CAMの技術からすればクラウンマージンの適合度を50μm以下に抑えることは十分可能である。

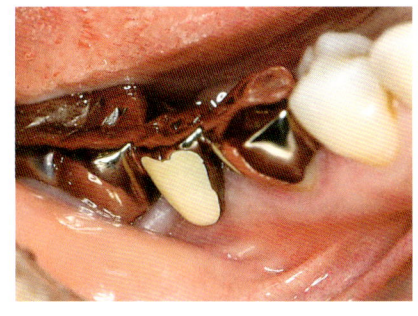

図1-9　支台装置の辺縁は歯肉縁下に入っているが、適合度に劣る⑦⑥⑤のブリッジ。

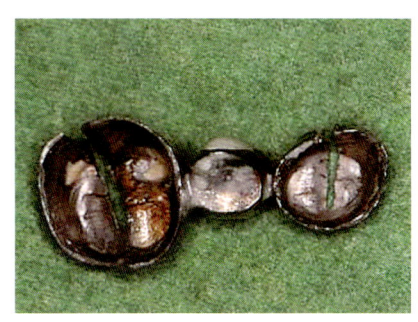

図1-10　撤去されたブリッジ。

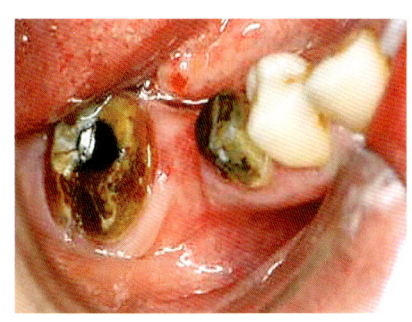

図1-11　ブリッジ撤去後の支台歯の状態。歯頸部辺縁歯肉に炎症が認められる。

支台歯の辺縁形態の種類

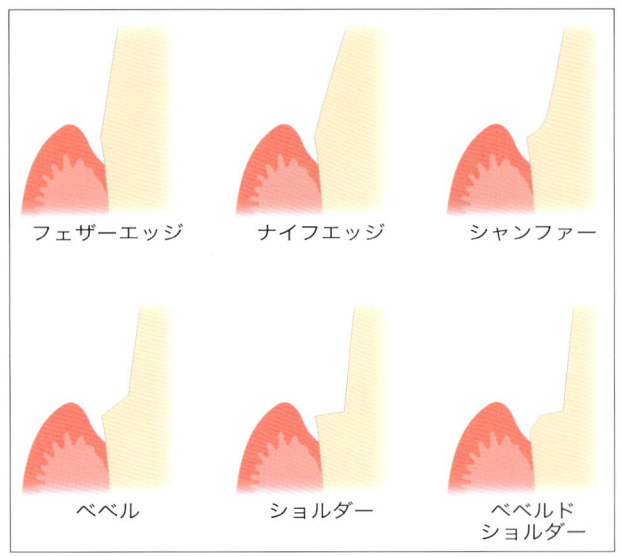

図1-12　支台歯辺縁形態の種類。

アレンジされた辺縁形態

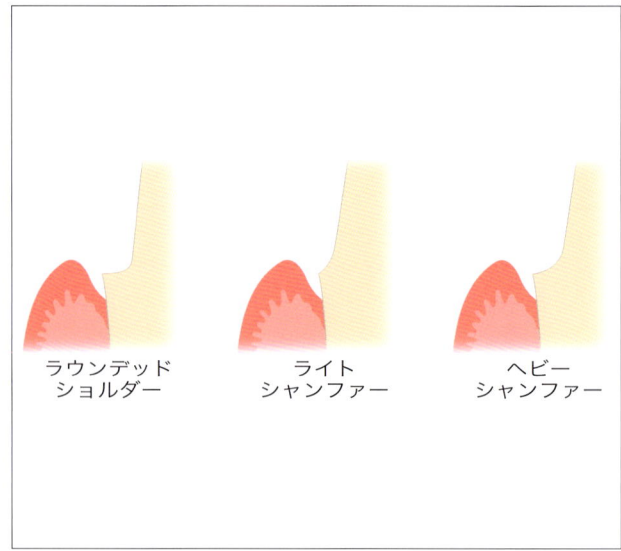

図1-13　近年はラウンデッドショルダーやライトシャンファー、ヘビーシャンファーといった辺縁形態も応用されている。

う蝕の存在なども考慮した現実的な設定位置を知ろう

　また実際の臨床におけるクラウンやブリッジの症例で支台歯のう蝕の存在部位を調べてみると、全体の約3/4が歯頸部全周のどこかで歯肉縁から1mm以内の範囲にまで波及していたという統計もある。

　したがって現実的には形成辺縁を歯肉縁上で止めようと思っても、すでにう蝕が歯肉縁付近にまで及んでいて不可能な症例が多いということである。

　そこで全部被覆冠のマージンの設定位置は、口腔内に歯質が露出しないよう完全に覆うということから、歯肉縁下にわずかに入った位置、具体的には上皮付着を傷つけない範囲で0.5mm程度縁下に設定するのがよいと考えられる。

　辺縁形態の種類として従来の成書では、
①フェザーエッジ
②ナイフエッジ
③シャンファー
④ショルダー
⑤ベベル
⑥ベベルドショルダー
の6種類が挙げられており（図1-12）、それぞれの形態の特徴について詳細に説明されている。

　ただ臨床的にフェザーエッジは境界不明瞭で実用的ではないし、ベベルは適切なバーが見あたらず形成が難しい。またベベルドショルダーはショルダーの短所である適合度を向上させるためメタルインレーのようにマージンにベベルを付与した形態であるが、現実的には鋳造体でベベル先端の鋭利な角まで再現するのが難しい。したがって

　実際の臨床で応用されるのは、ナイフエッジ、シャンファー、ショルダーの3種類といってもよいであろう。

　また、近年はオールセラミッククラウンが臨床でも応用されるようになり、ショルダーの角を丸めたラウンデッドショルダー（ただしこの名称はまだ専門学会でコンセンサスは得られていない）といった形態も現れてきた。さらにシャンファーでも、元の形態を少しアレンジしたライトシャンファーやヘビーシャンファーといった形態も、症例や部位によっては応用されている（図1-13）。これらの形態もそれぞれ理由があって採用されるようになったわけであり、各論の項目でそのことについて詳しく述べたいと思う。

④ 診療姿勢

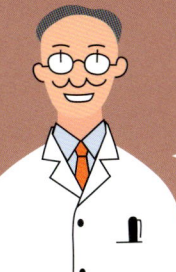

基本姿勢をマスターしたら、自分に合った方法を探そう

診療姿勢に絶対的な指針はない

　支台歯形成時の診療姿勢については、いろんな立場からいくつかの方法が紹介されている。現在では、患者が水平位で術者が座位という姿勢でほとんどの歯科診療が行われていると思われる。近年は人間工学の立場から、術者もできるだけ身体に負担がかからない無理のない姿勢、いわゆるホームポジションで診療を行うことが推奨されている。そのため支台歯形成で直視しにくい部分を形成する場合などは、術者が首や背中を曲げたり捻ったりして無理な姿勢で覗き込むよりも、術野が見やすいように患者の頭位を変えたり、デンタルミラーに映して処置を行ったりすることが推奨されている。また最近では歯頸部辺縁など細かい部分を形成しやすくするために、視野を拡大する専用のルーペも市販されており、視力が衰えてきた筆者も支台歯形成時に使用することが増えてきた。

　ただ診療姿勢については、こうしなければならないという絶対的な指針があるわけではない。極端なことを言えば自分が一番やりやすい方法で行えばよい。

　もちろん術者もできるだけ楽な姿勢で行うほうが疲れも少ないし、余裕ができて全体に目が行き届くため、うまく形成できる確率が高いのは言うまでもない。

正確な形成ができれば直視でも、ミラー視でも問題なし

　ただ、たとえば直視できない部分はミラー視で行う方法を採り上げてみると、誰でも最初は、実際のタービンヘッドの動きとミラーに映ったタービンヘッドの動きを一致させるのに苦労する（図1-14）。また、

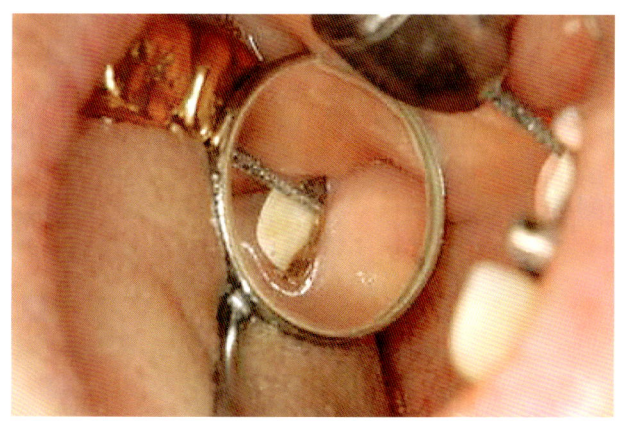

図1-14　ミラー視で自分の思いどおりにタービンヘッドを動かすためには、熟練が必要となる。

ミラー表面は切削粉や水などで見えにくくなることがあるので、介補者がシリンジやバキュームチップをうまく操作することが絶対条件である。

慣れた人にはやりやすいかもしれないが、筆者などは何十年経ってもどうもなじめない。したがって筆者は今でも支台歯形成をほとんど直視直達で行っているため、他人には無理な姿勢で形成していると思われるかもしれない。また口腔内では大臼歯の遠心歯頸部など直視不可能な部位が存在するのも事実であり、その部位はどうするのだということになる。

直視できない部分をうまく削るためのテクニカルアドバイス

話はそれるが筆者が学生だった頃、光学顕微鏡を使って組織学の実習を行っていた。しかし光学顕微鏡の分解能には限界があり、授業で教わった細胞の細かい部分が見えない時も多かった。そんな時指導教官から「心眼を開けば見える。」などと、今にして思えば不合理なことを言われたものである。そんなことを言われても見えないものは見えないのである。だから直視できない部位は心眼を開いて見るなどという非合理的なことは言わない。

〈大臼歯遠心部の見えない部分の削り方〉

全部鋳造冠の支台歯形成の項で詳しく述べるが、

大臼歯遠心の見えない部分は、まずバー先端が歯肉に触れない範囲で軸面の豊隆部をおおよそ削除しておき（図1-15）、次に歯肉縁の位置と走向をミラーでよく観察して確認し、その形態に合わせてバーを直視できる頬側と舌側から移動させ形成していくのである（図1-16）。

それでは見えていない部分を削ることになって、隣在歯や歯肉を傷つけるおそれがあり、危険といわれるかもしれない。確かにまったく歯肉を損傷せずに形成することは困難だが、歯肉縁の位置と走向をミラーでしっかり観察して確認しておけば、それほど歯肉を傷つけなくて済む。

また、たとえ直視できる部分でも歯肉縁下の辺縁を形成する時には、バーは必ず歯肉の内縁上皮に触れるわけであるから、まったく歯肉を傷つけないで形成を済ますということは不可能である。

ただこの時に一つ重要なことがある。それはバーの側面を必ず支台歯の歯面に軽く接触させながら、沿わせて動かすということである。

実際に歯を削ってみるとすぐわかるが、バーの先端だけが歯頸部歯質と接触した状態では、支点をしっかり固定していないとハンドピースはどのようにも動きうる。しかし、バーの側面を歯面に沿わせるようにすると、ある程度ハンドピースの動きが制約されて、バーも自然とその面に沿った角度で一定に動かしやすいことがわかるはずである。

したがって直視できない部位を形成する時には、まず見える部位を形成して面を作っておくとよい。

たとえば第二大臼歯の遠心軸面を形成する場合、まず頬側と舌側の軸面をあらかじめ形成しておく。次に遠心は前述のようにテーパーを決めて歯肉縁上の豊隆部を削除しておき、最後に頬側あるいは舌側からバー先端の位置と角度に気を配りながら、形成済みの支台歯の軸面に沿わせてバーを遠心に移動し、頬側、舌側、遠心の軸面がつながるようにすればよい（図1-17〜19）。

ただこの方法をすべての人に勧めるつもりはない。ミラーテクニックを使ったほうがうまくできるという人は、その方法でやればよい。要はいろんな方法を試してみて、自分が一番やりやすい方法を見つけることである。

支台歯形成の基本

大臼歯遠心の見えない部分を削るには

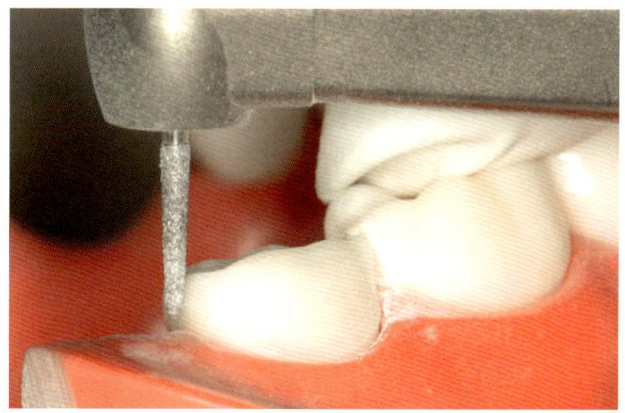

図1-15 第二大臼歯の遠心など直視できない部分の軸面を形成する時には、バーの角度を定めて先端が歯肉に触れない高さを保ちながら、歯冠の豊隆部を削除していく。

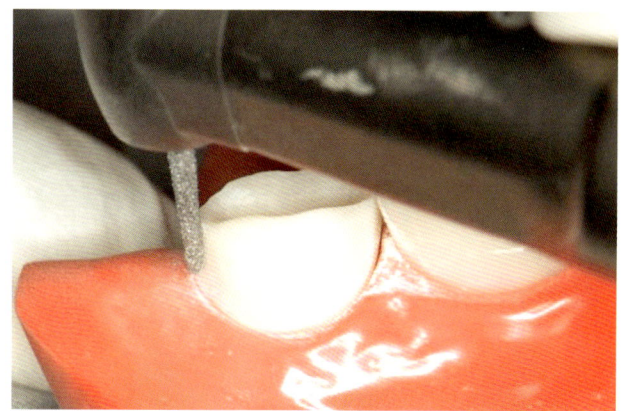

図1-16 見えない部分はあらかじめミラーで歯肉縁の高さと走行を観察しておき、頬側と舌側から形成済みの軸面にバーの側面を沿わせて形成していく。

直視不可能な第二大臼歯部の遠心軸面を形成するには

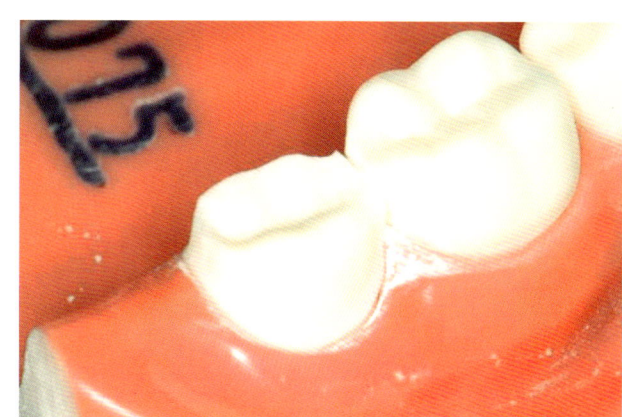

図1-17 頬舌側の軸面と遠心の軸面がつながるように形成する。

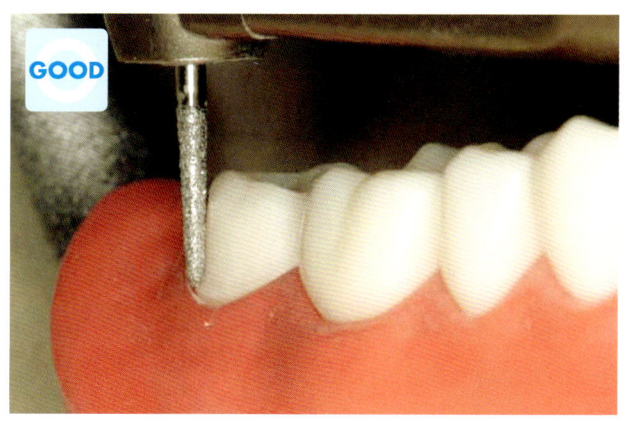

図1-18 バーの側面が軸面に接するようにして移動させると、バーの角度が規制されてテーパーが一定になりやすい。

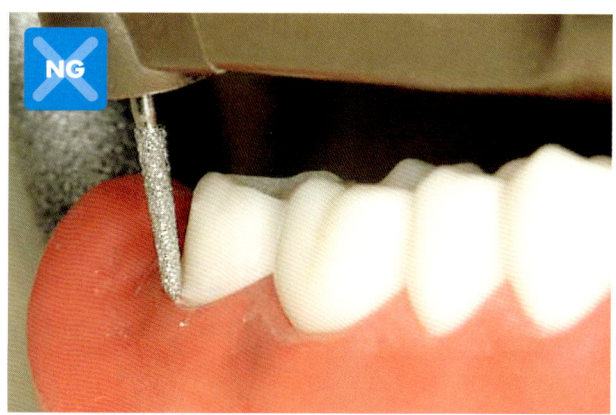

図1-19 バーの先端だけが歯頸部に接する状態だと、バーの自由度が大きくどのようにも動き得るので、一定のテーパーで形成するのは難しい。

CHAPTER 1

自分なりに自然で無理のない姿勢が一番だが、基本の姿勢はマスターしておこう

　そうは言っても支台歯形成にあたっての基本の姿勢というものはある。まず術者の椅子の高さであるが、座った時に膝がほぼ直角ないしやや鈍角（90〜100°位）になるように調節する（図1-20）。次にユニットの高さは、背もたれを倒して患者を水平位にした時に、術者が椅子に座って背中を伸ばし、力を抜いて腕を下げた時の肘の高さ、もしくはそれよりやや上に手術野がくるように調節する（図1-21）。手術野の位置がこれより高いと、肘が上がって腕が疲れやすくなるし（図1-22）、逆にこれより低いと、どうしても背中を丸めて上から覗き込むようになり姿勢が悪くなる（図1-23）。下顎の歯を形成する場合には、ユニットの背もたれやヘッドレストは水平位よりもやや起こし加減になるので、ユニットの高さも手術野が前述の位置となるように調整する。筆者の経験からしてもこの位置がもっとも自然で無理なく形成できる。

疲れない姿勢をとろう

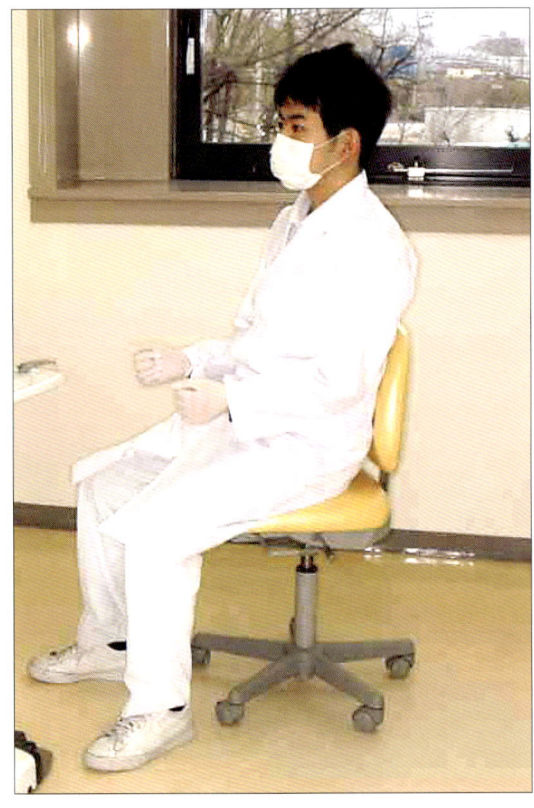

図1-20　術者の椅子の高さは、膝が直角からやや鈍角（90〜100°）になる程度に調節する。

支台歯形成の基本

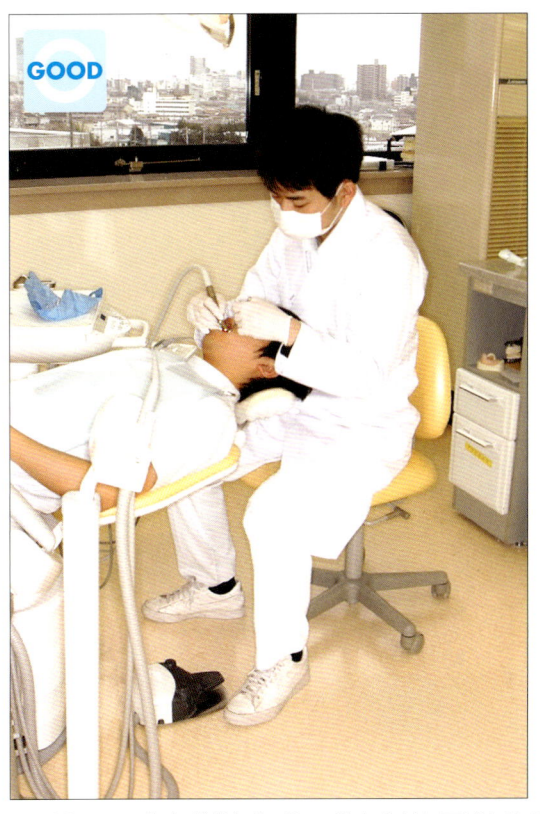

図1-21 手術野は、術者が背を伸ばして腕を自然に下げた時の肘の高さか、それよりやや上にくるようにユニットの高さを調節する。

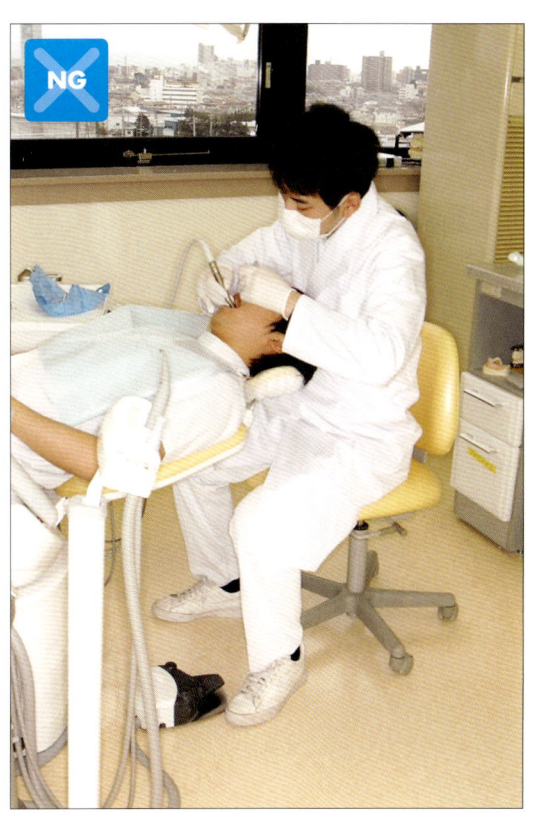

図1-22 手術野の位置が高すぎると、肘が上がって操作がやりにくいし、腕が疲れやすくなる。

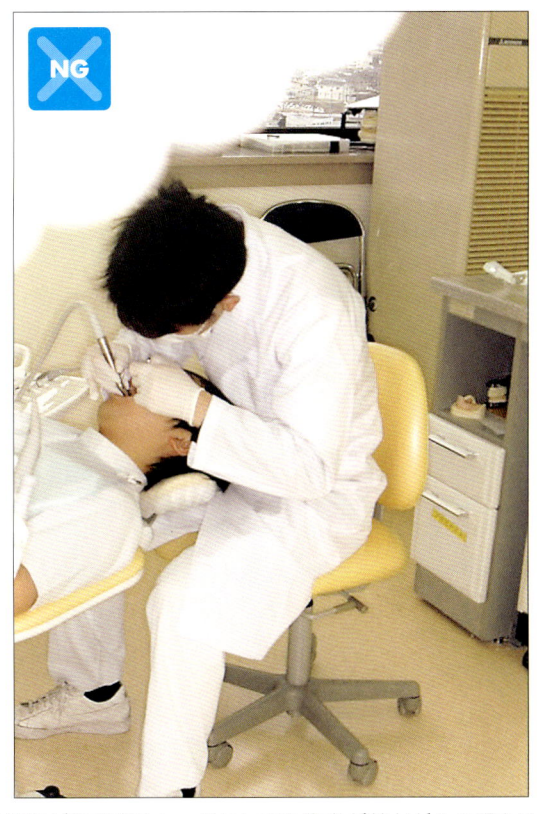

図1-23 手術野の位置が低すぎると、どうしても術者が前かがみの覗き込むような悪い姿勢になってしまう。

手術野を立体的に捉えれば形成しやすくなる

　支台歯形成時にもう一つ重要なことは、手術野を立体的に見るということである。

　特に歯頸部辺縁を形成する時に、支台歯を唇側、あるいは頬側、すなわち正面だけから見ても、バーの角度や先端の位置がよくわからない（図1-24）。

　つまり形成辺縁が歯肉縁下で浅すぎたり深すぎたり、またショルダーの幅が狭すぎたり広すぎたり、あるいは軸面のテーパーが強すぎたり不足したりといったことが起こりやすい。言われてみれば単純なことであるが、初心者は支台歯形成を行う際、削っている部位だけに注意を集中しがちなため、このようなミスに陥りやすい。

　そのようなことを防ぐためには、視線をやや咬合面側に傾けて斜め上から覗き込むように見ると、支台歯の形成面とバーの三次元的な位置関係がよくわかる（図1-25）。

〈上顎を立体的に見るための方法〉

　この時、下顎の支台歯なら前歯でも臼歯でも斜め上から観察することは容易だが、

　上顎の支台歯を斜め上から見るには、患者の頭を極端に後屈させるなどよほど無理な姿勢を強要しないと難しい（図1-26）。

　ミラーテクニックはこのような時の有効な手段の一つであり、筆者も上顎舌側部分の形成時には応用することがある。ただし、前述のようにミラーテクニックは慣れていないと、自在にハンドピースを操ることはなかなか難しい。

　そこで患者の頭を無理に後屈させるのではなく、左右に傾けることにより少しでも立体的に観察できるようにする。

　たとえば上顎右側中切歯に前装鋳造冠の支台歯形成を行う場合、唇側の歯頸部辺縁を形成することを想定してみよう。正中に近い部位であるから、患者の頭を傾ける必要はないと思うかもしれないが、そのままでは唇側から支台歯を平面的に見ることになり、歯肉縁下にあるバー先端の位置は歯肉に遮られて見にくい（図1-27）。そこで遠心唇側の歯頸部を形成したい時には、患者の頭をやや右に傾ける。そうすると斜め近心方向から観察できるようになり、バーの角度や先端の位置、ショルダーの幅など支台歯および歯肉辺縁との位置関係がわかりやすくなる（図1-28）。近心唇側の歯頸部を形成する時には、逆に患者の頭を少し左側に傾ければよい（図1-29）。他の部位を形成する時にも、患者が苦痛を感じない範囲で頭位を変え、手術野をできるだけ立体的に観察できるように工夫することが大事である。

手術野を立体的に捉えると形成がぐっとしやすくなる

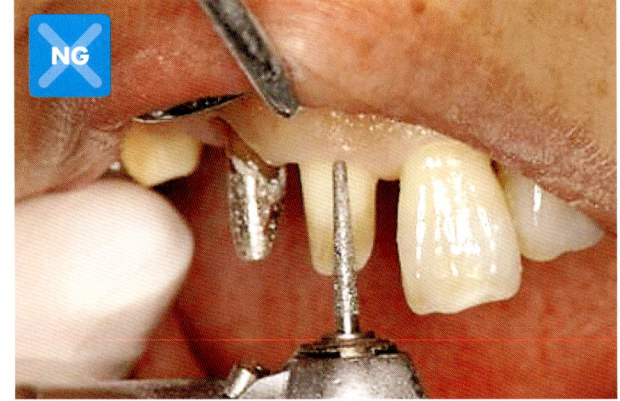

図1-24　上顎中切歯の支台歯形成時、唇側からだけ見てもバー先端の位置や辺縁ショルダーの幅、唇側軸面テーパーといったものがわかりにくい。

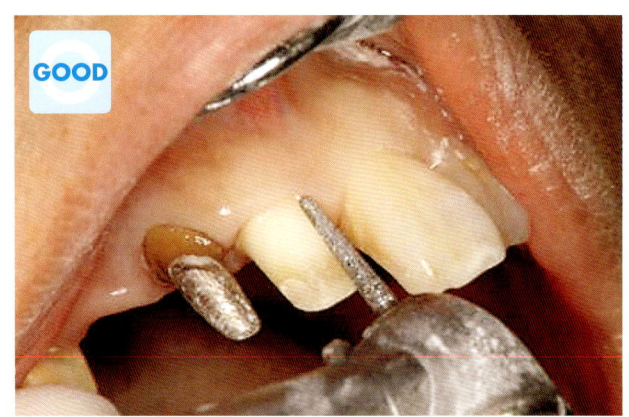

図1-25　視線を少し傾けて斜め上から見るようにすると、支台歯を立体的に観察でき、ショルダーの幅や形成辺縁の位置、軸面テーパーなどがよくわかる。

支台歯形成の基本

上顎の支台歯を見るための方法

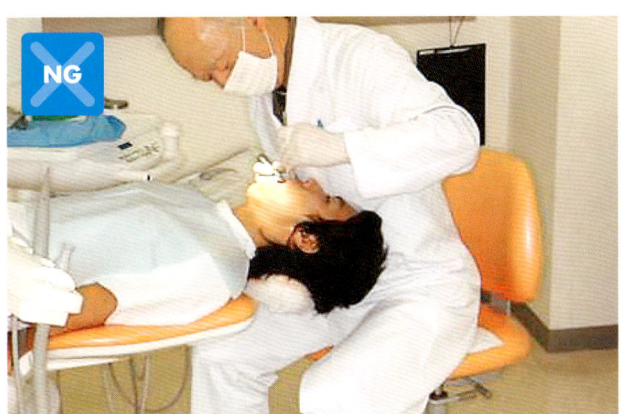

図1-26 上顎支台歯を斜め上から観察するには、患者の頭をかなり後屈させないと難しい。

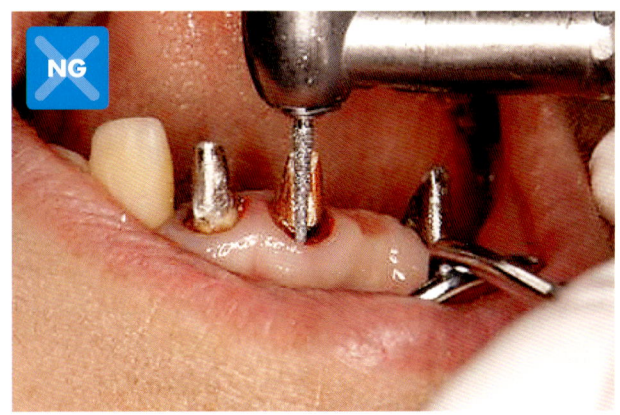

図1-27 上顎前歯の唇側辺縁部を形成する場合でも、正面から見るとバー先端の位置や軸面テーパーなどがわかりにくい。

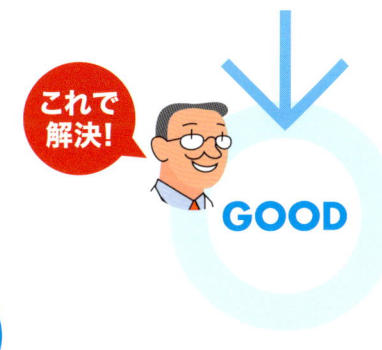

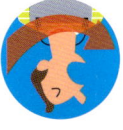

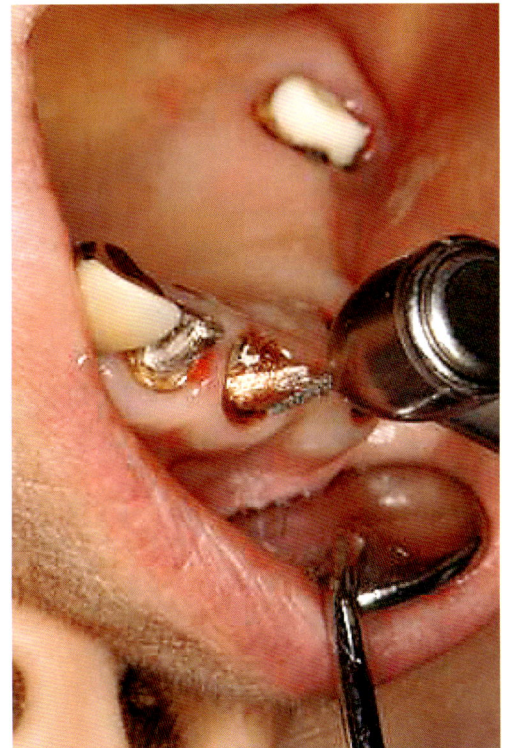

図1-28 上顎右側中切歯であれば、患者の頭を右に回転するように傾けると遠心の歯頸部が見えやすくなる。

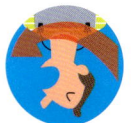

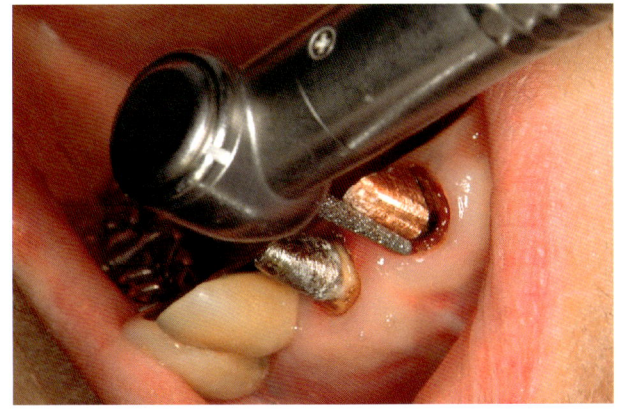

図1-29 患者の頭を逆に左に回転するように傾ければ、近心の歯頸部が見えやすくなる。

19

⑤ 切削器具の持ち方

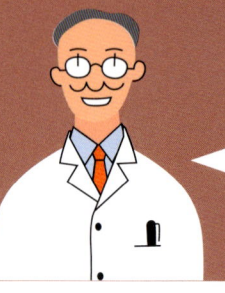

動かしやすさの確保は持ち方と支点の置き方にあり

2本指で持つか、3本指か？

支台歯形成を行う場合には、高速切削用にはエアタービンを、仕上げ用としてはマイクロモーターを低速回転（5000rpm程度）で使用することが多い。どちらも口腔内では、コントラアングルのハンドピースにダイヤモンドバーやカーボランダムポイントなどの切削工具を付けて使用する。

このハンドピースの持ち方であるが、従来の成書では利き手の親指、人差し指、中指の3本の指を使っていわゆるペングリップと呼ばれる持ち方で把持し、残りの薬指と小指で同一歯列内のできるだけ近い部位に支点をしっかりと確保して、形成を行うように述べられている（図1-30）。また最近は、親指と人差し指の2本の指だけでハンドピースを把持する、ツーフィンガーグリップという方法も紹介されている。この方法だと支点は通常中指で確保することになる（図1-31）。

どちらの方法が優れているということではなく、自分で持ちやすいほうを選んで差し支えない。

われわれは学生時代に3本の指でしっかり把持するように習っているためその方法に慣れているが、2本の指で把持する方法も最初は違和感があるかもしれないが、慣れてくると十分対応できるようになる。

オーソドックスな3本指によるペングリップ

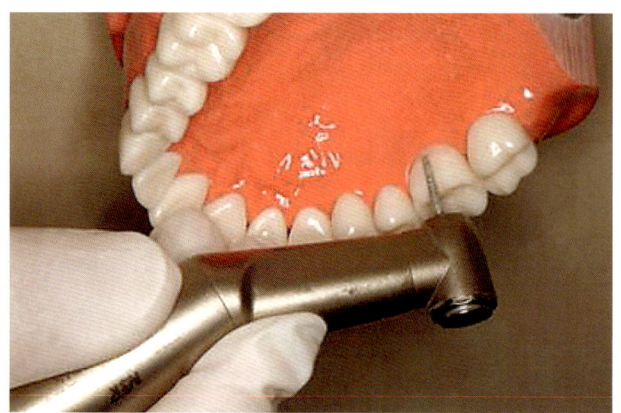

図1-30　ペングリップによる持ち方。通常は親指、人差し指、中指の3本の指で把持し、薬指で支点を確保する。

最近できたツーフィンガーグリップ

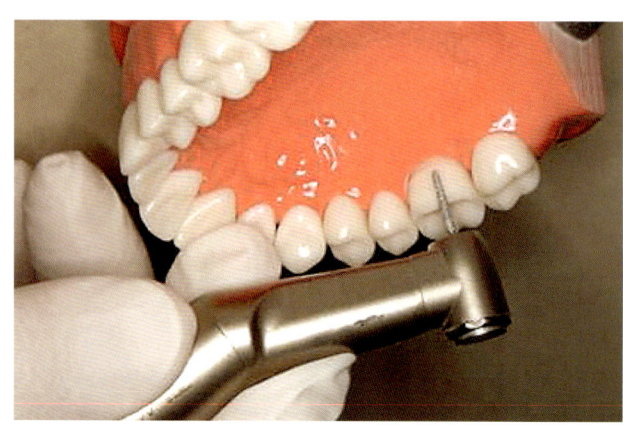

図1-31　ツーフィンガーグリップの持ち方。親指と人差し指の2本でハンドピースを把持し、中指で支点を確保する。

力を入れて握り締めるとハンドピースを細かく動かしにくくなる

ただ、両方で注意すべきは、必要以上に強く握り締めてはいけないということである。

実際にやってみるとすぐわかるが、力を入れて強く握ってしまうと手首が固くなり、ハンドピースを自由に細かく動かすことが難しくなる。

当然のことながら、支台歯形成ではバーの角度や先端の位置などを、自分の思いどおりに細かく動かすことが必要とされる。したがってハンドピースを持つ時は必要最小限の力で、しかし落としたりしないようにしっかりと把持し、自由に動かせるようにしなければならない。バーが回転している時にハンドピースを落としたりすると、重大な事故につながりかねないので注意する。

支点の確保とハンドピースの動かしやすさは連動している

支点の確保については、多数歯残存症例では支台歯と同顎歯列上に求めるのが基本である。しかし切削する支台歯にできるだけ近い部位でというのはやや疑問が残る。極端な例では隣在歯に支点を求めたりすると、必然的にハンドピースの先端に近い部分を持たなければならなくなり、逆に動かしにくくなる（図1-32）。

実際には支台歯形成しようとする歯から、同一歯列上で数歯程度離れた部位に支点を求めるのがやりやすい（図1-33）。

筆者は場合によって歯列内で当該歯とは左右の反対側に支点を置くこともある（図1-34）。また欠損が多い歯列になると、歯列上の適切な位置に支点となるべき歯がないという症例も出てくる。そんな場合は歯以外の部位に支点を求めなければならない。通常は当該歯を含む顎の中のどこかに求めるということになるが、このことについて具体的に詳しく記載している成書はない。というよりも、こうしなければならないという明確な方法はないといったほうが当たっている。各自が経験上一番やりやすい方法を考え、実施しているのが現状である。

口腔外の支点をうまく使おう

筆者は支点についてあまり意識はしていないが、当該歯のある顎の口腔外の皮膚上に求めていることが多い。もちろん皮膚上とはいっても頬のような可動部位ではなく、たとえば上顎前歯部を形成するような場合であれば、頬骨弓のように皮下にしっかりとした骨が存在する部位に支点を求めることは言うまでもない。この時には手指の先を支点にするのは無理があるため、小指から手の平の付け根にかけての辺りを皮膚に当てて支点にする（図1-35）。ただどうしても骨の表面には軟組織があるため、歯に支点を求めるようにはしっかりと固定できないので、細心の注意を払う必要がある。

そのような場合もう一つ注意しなければならないのは、ハンドピースを持っている利き手の肘を、あまり自分の身体から離さないようにする、すなわち脇を開けないようにすることである（図1-36）。実際にやってみるとわかるが、細かい操作は作用点の可動範囲が少ないほうがやりやすい。つまり肘が身体から離れて脇が開いた場合、肩から先が自由に動かせるようになるため、ハンドピースの可動範囲が非常に広くなる。その理屈でいけば肘ではなく手首から先だけを動かすようにすれば、もっと細かな制御が可能ということになる。実は熟練者の手の動きを見ているとよくわかるが、無意識のうちにこのようなことが自然にできているものである。

支点の置き方でハンドピースはぐっと動かしやすくなる

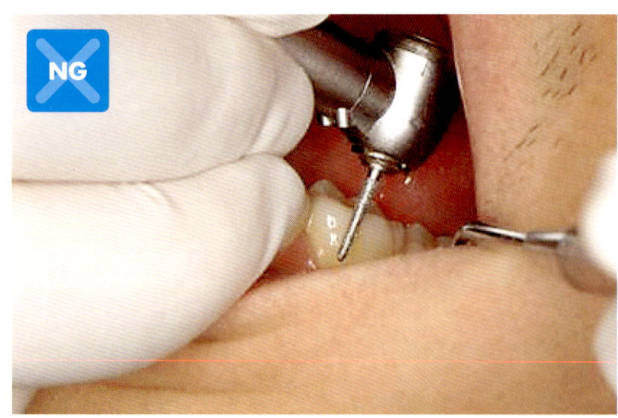

図1-32 支点の位置が支台歯に近すぎると、ハンドピースが自由に操作しにくくなる。

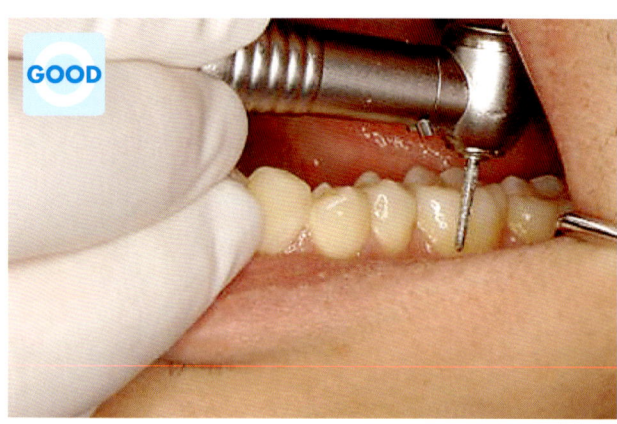

図1-33 支台歯から数歯程度離れた歯に支点を確保すると、ハンドピースを操作しやすい。

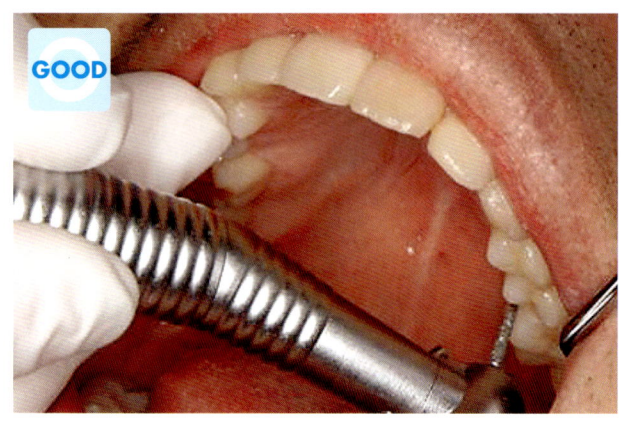

図1-34 場合によっては、同一歯列内の左右反対側の歯に支点を求めてもよい。

口腔外の支点をうまく活用すればやりやすくなる

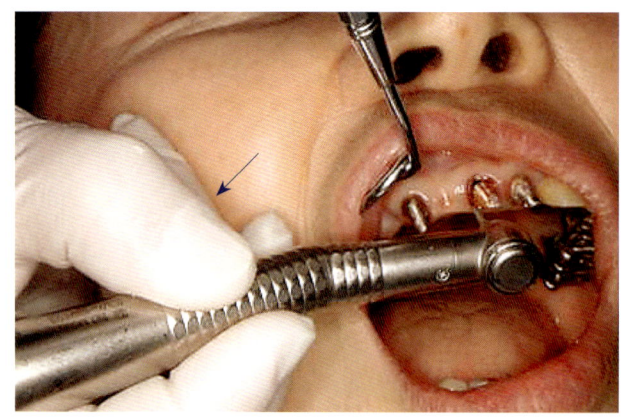

図1-35 残存歯が少なく支点を確保するのが難しい場合は、口腔外に支点を求めることもある。

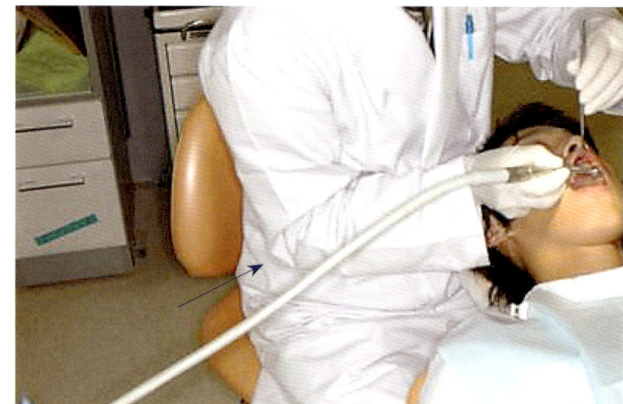

図1-36 口腔外に支点を求める場合は、術者はできるだけ肘を身体から離さないようにする。

⑥ 介補者の役割

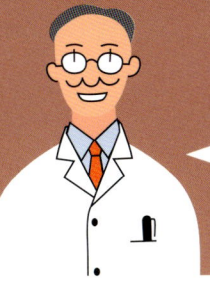

バキュームテクニックでやりやすさは格段に変わる

　実際の臨床で支台歯形成を行う場合には、注水しながら歯を切削するためバキュームが必要となる。われわれが学生として臨床実習を行っていた頃は、排唾管を患者の口腔内に入れることによって溜まった水を吸引し、一人で支台歯形成を行うのが当たり前であった。が、

　バキュームを行う介補者がいてくれたほうが時間も短縮できて効率的だし、患者も苦痛を感じないで済む。

　実際には歯科衛生士や歯科助手がこの介補の役割を担うことが多いが、このバキュームの基本を勘違いしていることがある。

治療のじゃまにならず、患者に苦痛を与えない

　支台歯形成における介補の基本は、術者の視野を妨げずに手術野がよく見えるようにしてやること、ハンドピースの細かな動きを絶対にバキュームチップでじゃましないこと、そして患者に苦痛を与えないことである。そのためには、

　口腔内にバキュームチップをどの方向から入れたらよいか、頬粘膜や舌はどのようにして邪魔にならないように抑えたらよいか、吸い口はどちらに向けたらよいかなどをよく考えなければならない。

　バキュームの目的は口腔内にたまった水や切削粉を吸ってやることである。

CHAPTER 1

無理のないバキュームにはかんどころがある

　介補の初心者が勘違いしやすいのは、口腔内にたまった水ではなくて、タービンヘッドから出てくる水を直接吸ってしまおうとすることである。

　するとバキュームチップの先端をタービンヘッド近くに置くことになり、術者の視野を妨げることになったり、タービンヘッドに触れて形成時の微妙な動きをじゃましたりといったことが起こる（図1-37）。

　したがってバキュームチップの先端は、タービンヘッドの近くに置くのではなくて、患者の口腔内で水がたまりやすい部位に置くのが正しい（図1-38）。

　この時のどや舌に直接触れると、患者が不快な思いをしたり、反射反応で予期しない動きをして危険なことがあるので、チップの先端がこれらの器官に触れないようにする。

　ただバーが頬粘膜に触れることのないように手術野を確保するため、バキュームチップで頬を引っ張ってやらなければならないことがある。

　そのような時は患者に苦痛を与えない範囲で、吸い口の方向を考えながら頬粘膜を排除してやる（図1-39）。下顎歯の舌側を形成する時には舌がじゃまになることが多いが、舌をバキュームチップで抑えようとすると、患者が苦痛を感じることが多いので止めたほうがよい（図1-40）。

　舌を抑えるのは術者がミラーを使って行うべきで、バキュームは頬側からというのが無理のないやり方である（図1-41）。

　もう一つ注意しなければならないことは、バキュームチップが誤ってハンドピースに触れてしまうことである。支台歯形成を行う際、術者は細心の注意を払ってハンドピースを操作している。その動きは非常に微妙なものなので、持つ手指にも力を入れずに軽く把持している。したがって少しでも予期しない力が加わると、すぐに余分な歯質を削ったり歯肉や粘膜を傷つけたりといったことが起きてしまう。

　したがって介補者は術者が操作しているハンドピースに、絶対に触れてはいけない。

　以上のようなバキューム操作の基本を身に付けた介補者とそうでない介補者とでは、支台歯形成の効率や患者に与える苦痛が大きく違ってくるし、出来不出来にも影響するので、支台歯形成時の介補者の役割は非常に重要といえる。

バキュームの置き方に注意

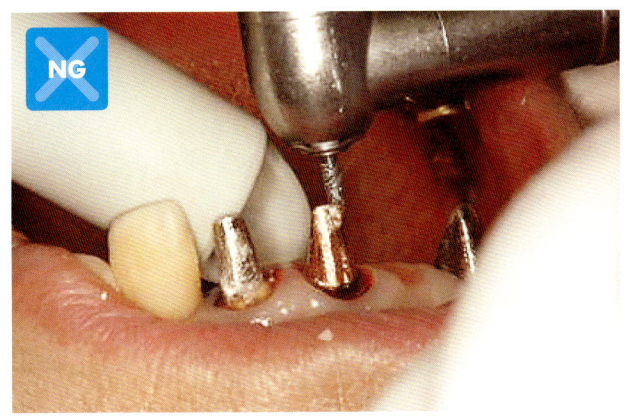

図1-37 バキュームを行う時にチップの先端がタービンヘッドに近すぎると、術者の視野を妨げることがある。また、タービンに触れて微妙な動きを阻害することがあるのでよくない。

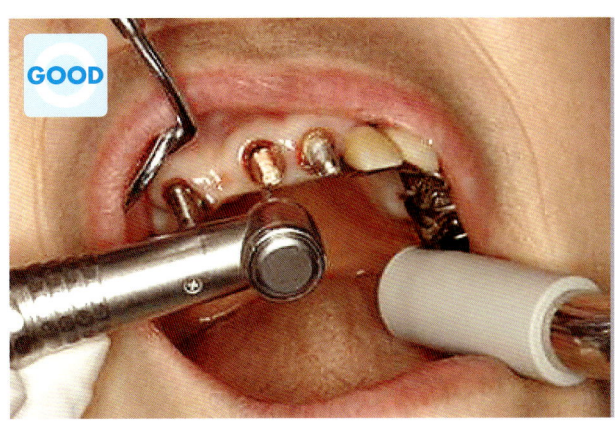

図1-38 バキュームチップの先端は、術者の視野を妨げずタービンヘッドに触れない位置に置いて、口腔内にたまった水を吸引する。

バキュームチップで頬を引っ張る時の注意点

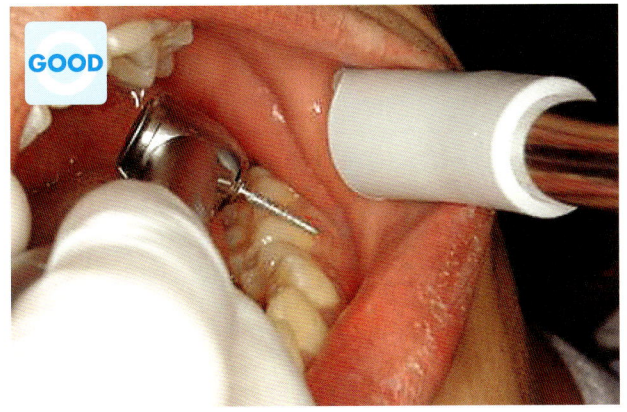

図1-39 臼歯部の頬側を形成する時には、バキュームチップで頬粘膜を排除してやるのも有効である。

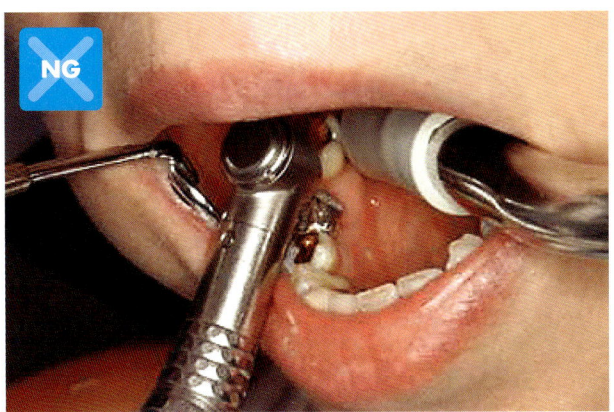

図1-40 下顎臼歯部の舌側を形成する時には舌がじゃまになることが多い。バキュームチップで舌を排除しようとすると、患者に苦痛を与える。

舌の押さえ方にもコツがある

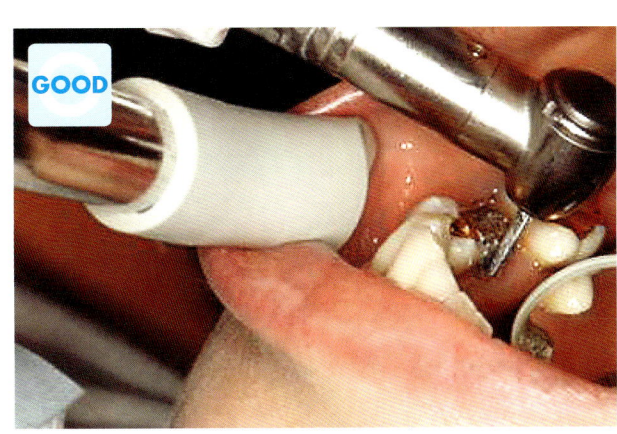

図1-41 舌は術者がミラーで軽く押さえるようにして、バキュームは頬側から行うほうが患者は楽である。

CHAPTER 2

全部鋳造冠の支台歯形成
テクニカルアドバイス

CHAPTER 2

形成のエッセンスは全部鋳造冠に凝縮される

　全部鋳造冠はすべての歯冠補綴の中で基本となる装置であり、歯学教育の中でも、歯科補綴学の模型実習では必ず習得するものである。臨床では上下顎臼歯部の歯冠補綴装置として応用される。
　全部鋳造冠の支台歯形成には、すべての歯冠補綴における支台歯形成のエッセンスが含まれているといってよい。したがって支台歯形成がうまくなるためには、まず基本である全部鋳造冠の支台歯形成について、要点をしっかりマスターする必要がある。
　通常全部鋳造冠の支台歯形成は、通常以下の手順で行われる。

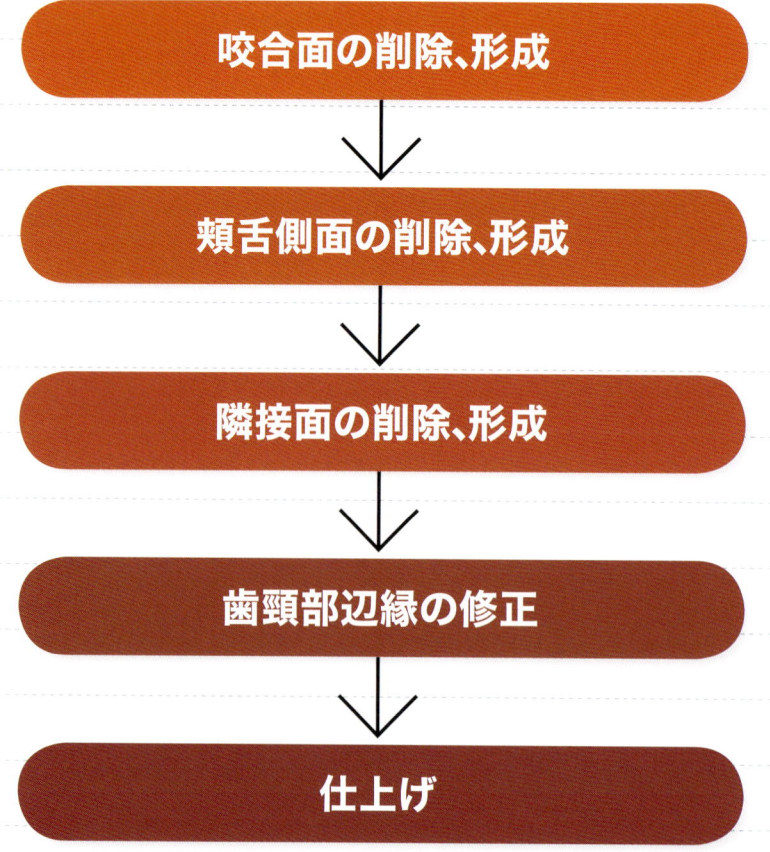

① 咬合面の削除、形成

適切なクリアランスの確保と均等な形成が勝負

最初にクリアランスを確保せよ！多すぎても少なすぎてもNG

　全部鋳造冠の支台歯形成では、最初に咬合面を形成する。咬合面の形成で留意すべき点は、クラウンの強度を確保するため、対合歯との間に必要十分なだけのクリアランスを確保することである。全部鋳造冠は歯科用金属だけで製作されるため、強度だけを考えると咬合面の厚さは1.0mmあれば十分である。しかしながら機能咬頭は側方運動時に、特に作業側で対合歯とのクリアランスが減少する可能性がある。そのためクリアランスとして必要な量は、少し余裕をもたせ1.0〜1.5mm程度とされている。

　このクリアランスが少なすぎると、後の技工操作の時にワックスアップがやりにくくなるし、鋳造時や咬合調整時に薄い部分に穴が開く危険性もある。クリアランスを多くとりすぎると、当然のことながらその分支台歯の歯冠長が短くなり、クラウンの保持力が低下する。また使用する金属量が多くなってクラウンの重量が増すだけでなく、不経済でもあるので今の時代に逆行する。

　したがって対合歯とのクリアランスは多すぎても少なすぎてもいけない。

接着材料の進歩で選択される修復物にも変化が

　咬合面形態について従来の成書では、支台歯が生活歯の場合には、天然歯の咬合面全体をそのまま均等に1.0〜1.5mmだけ削除した、いわゆる曲面形態を原則とする旨が記されている。しかし現在では、う蝕等による歯質欠損を修復するための優れた接着性材料が開発されたため、生活歯を単独で歯質削除量の多い全部被覆冠により修復することは稀である。

　ただ口蓋裂患者等の矯正治療後に、歯の後戻り防止の目的で固定性ブリッジを装着する場合の支台歯や、部分床義歯の支台歯となる歯で単独では負担能力が不足し連結固定する必要がある場合、あるいはコーヌステレスコープクラウンや精密アタッチメントを使用する場合などは、生活歯であっても支台装置として全部鋳造冠や前装鋳造冠といった全部被覆冠を選択することがある（図2-1、2）。

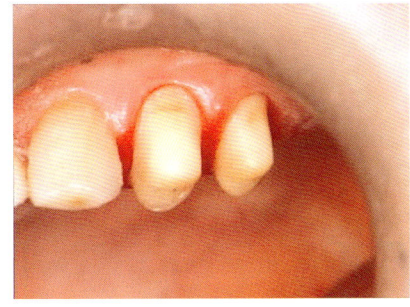 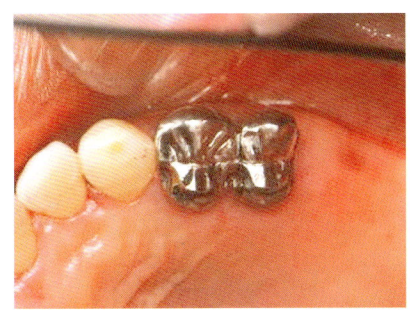

図2-1　部分床義歯の支台歯となる生活歯の⎿4 5に施された全部被覆冠の支台歯形成。
図2-2　⎿4 5に装着された連結クラウン。

CHAPTER 2

曲面を均等に削るには

　曲面形成を行う場合には、咬合面全体を1.0〜1.5mmだけ均等に削除するため、まずテーパードシリンダー状のバーか、その先端を丸めたシャンファー形成用のバー（図2-3）を使用して、咬合面に数か所、深さ1.0mmのガイドグルーブを入れる（図2-4）。削除量を規制するという意味ではどちらのバーを使用してもよいが、できるだけ形成面に鋭利な角を作りたくないので、筆者はシャンファー形成用のバーを使用している。次に同じバーを使用してグルーブ間に残った歯質を削除していけば、咬合面は均等に1.0〜1.5mm削除される（図2-5）。

　ただしガイドグルーブは咬合面の裂溝の部分だけでなく、咬頭隆線の部分にも入れてやらないと、図2-6のように残った歯質を削除する時に平面的にグルーブをつないでしまい、隆線部分を削除しすぎる危険性があるため注意が必要である。

　この時、機能咬頭側はクラウンの強度を考慮してやや多めに（1.5mm程度）削除する。

　また従来の成書ではあまり触れられていないため、初心者は気づかないことが多いが、機能咬頭、すなわち上顎であれば舌側咬頭、下顎であれば頬側咬頭は内斜面だけでなく外斜面も削除しなければならない。したがって、この部分にもガイドグルーブを入れて削除量の基準にするとよい（図2-7）。

　臼歯部における上顎と下顎の対合関係を断面で見ると、図2-8のように正常咬合ではa、b、cの3点で接触する。すなわちこの3点を含む斜面は、対合歯との間に十分なクリアランスを確保する必要があるということである。

　ただ咬合面の中でも隣在歯と近接する辺縁隆線の部分は、無理に最後まで削除しようとすると隣在歯を傷つける可能性があるので、一部残したまま1mm程度手前で止めてもかまわない（図2-9）。残った辺縁隆線の部分は隣接面の形成の時に、必然的に削除されるからである。

曲面を均等に削るためのツールとテクニック

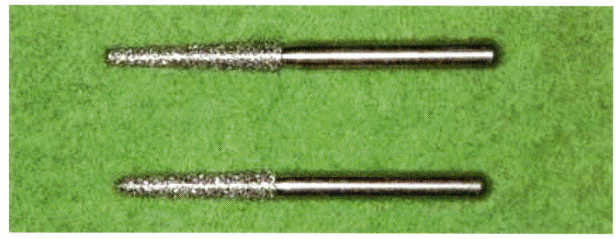

図2-3　咬合面の削除に使用するバー。上がテーパードシリンダー状バー、下がその先端を丸めたシャンファー形成用バー。

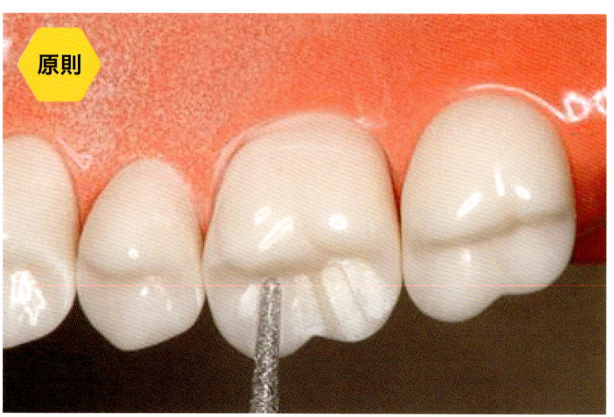

図2-4　シャンファー形成用バーを用いて、咬合面に数か所深さ約1mmのガイドグルーブを入れる。

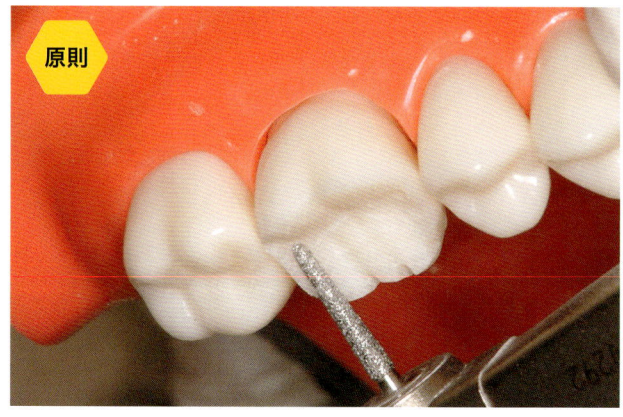

図2-5　ガイドグルーブ間に残った歯質を均等に削除する。

初心者はここも忘れずに！

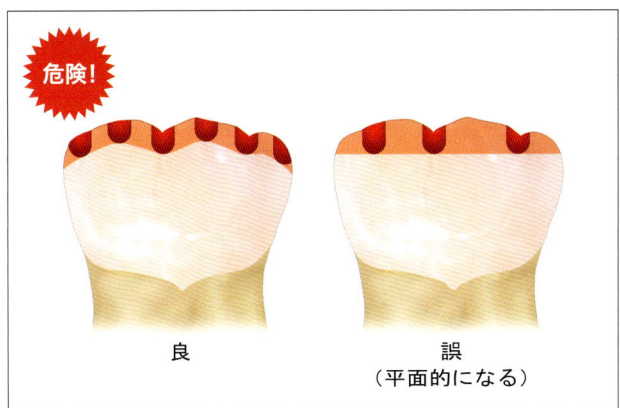

図2-6　隆線部にもガイドグルーブを入れないと、その部分の歯質を削除しすぎる危険性がある。

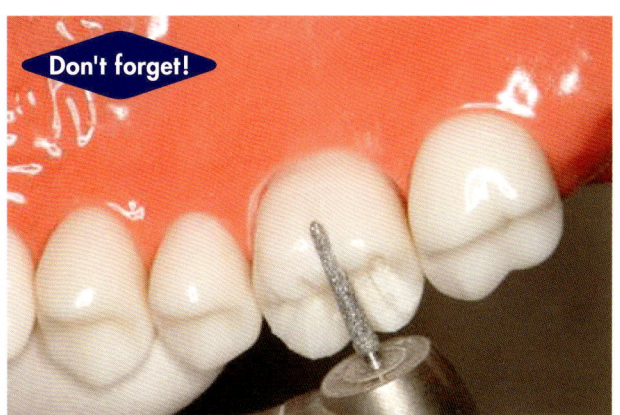

図2-7　機能咬頭の外斜面にもガイドグルーブを入れる必要がある。

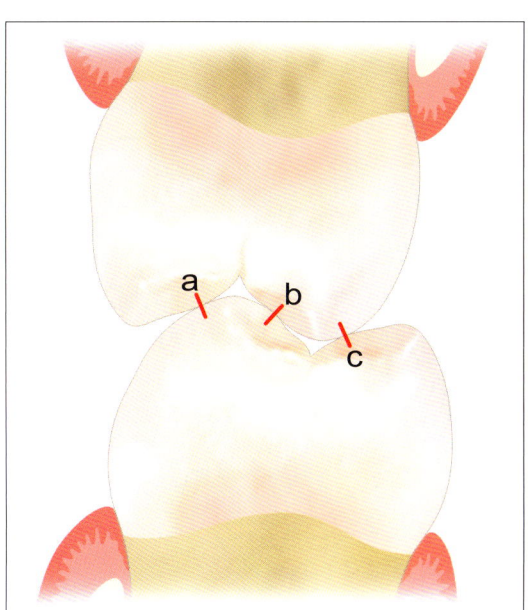

図2-8　正常歯列では、臼歯の咬合関係を断面で観察するとa、b、cの3点で対合歯と接触する。

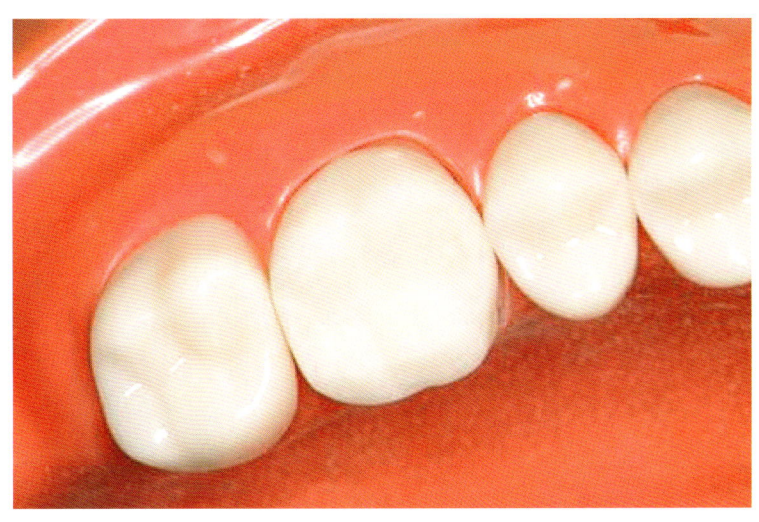

図2-9　咬合面でも辺縁隆線の部分は、無理に削除しようとすると隣在歯を傷つけるおそれがあるので、残っていてもかまわない。

CHAPTER 2

築造後の咬合面形態のとり方、材料は違っても皆同じ

全部鋳造冠を装着する歯は現在では通常、歯冠部歯質の欠損が大きい無髄歯で、前処置として根管治療が必要となる場合が多い。根管治療の済んだ歯は当然支台築造が必要となるが、その詳細は他の成書に譲るとして、

築造後の咬合面形態はできるだけクラウン咬合面の厚さが均等になるように、逆屋根型の二面形態に形成するのが原則である（図2-10）。

メタルコアによる支台築造では、ワックスパターンの状態ですでに咬合面は対合歯との間に1.0～1.5mmのクリアランスが確保され、逆屋根型の二面形態となっているはずである（図2-11）。したがってセメント合着した後は、口腔内で対合歯とのクリアランスを再確認し、不足部分を削除する程度で咬合面の形成は済むはずである。

また、最近増加傾向にあるFRPポストとコンポジットレジンを併用した支台築造でも、間接法による場合はメタルコアと同様に、おおよその形態は模型上ででき上がっているはずである（図2-12）。

直接法によるレジン築造の場合には、口腔内で窩洞形成後やや多めにコンポジットレジンを填入、築盛しておき、重合、硬化後に咬合面を削除して適切なクリアランスを確保することが多い（図2-13、14）。

逆屋根の二面形態に

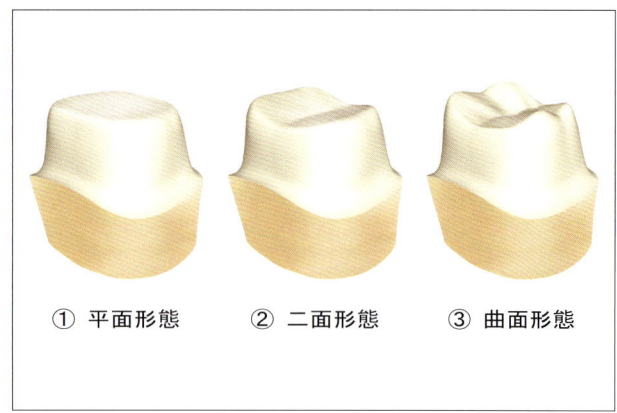

図2-10 支台歯咬合面形態の種類。失活歯の場合には支台築造で逆屋根型の二面形態とするのが原則である。①一面（平面）形態、②二面（逆屋根）形態、③曲面形態。

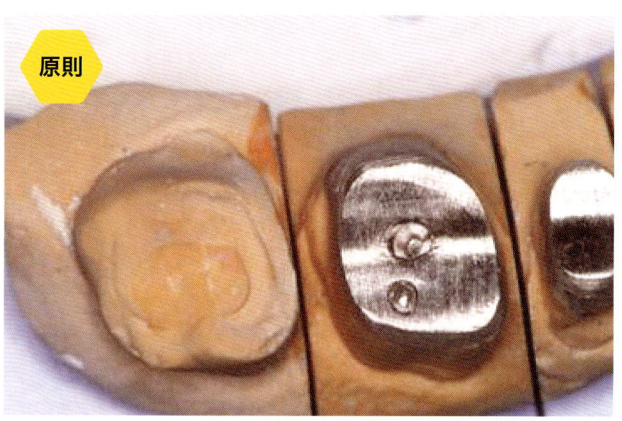

図2-11 臼歯部のメタルコアを製作する時には、咬合面は二面形態とする。

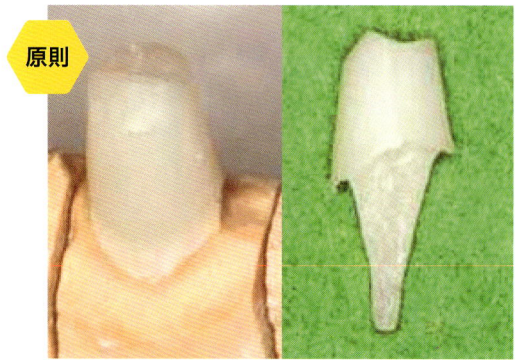

図2-12 模型上で製作されたFRPポストを併用したコンポジットレジンによる築造体。咬合面はやはり二面形態とするのが原則である。

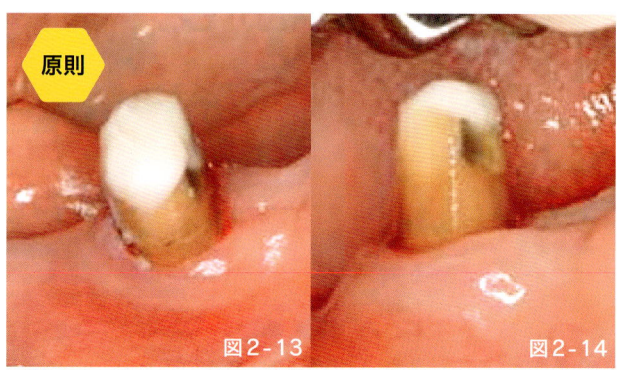

図2-13 コンポジットレジンを使用した直接法による支台築造。最初少し多めに築造窩洞に填入する。
図2-14 レジンが硬化してから支台歯形成を行う。

全部鋳造冠の支台歯形成
テクニカルアドバイス

　支台築造後の咬合面を削除する時には、筆者は図2-15のような太く短いシリンダー状で、先端の角が丸くなったバーを使用している。これを頬側と舌側から各咬頭の内斜面を削除する要領で、図2-16のように先端の丸い角が咬合面の中心窩に当たるようにして、近遠心的に動かして形成する。

　他にそろばん玉を縦に伸ばしたような形態のバー（図2-17）を、図2-18のように咬合面に当てて近遠心的に動かし、頬舌側の内斜面を同時に削除することもある。この形態は下顎小臼歯のように頬舌的幅径が狭い歯の咬合面を、逆屋根型に形成する時には便利であるが、斜面の角度が思いどおりの傾斜にならなかったり、大臼歯ではバーの長さが不足して、頬側から舌側まで咬合面全体に届かなかったり（図2-19）といったこともあるので、必要に応じて使うとよい。

バーの動かし方が決め手

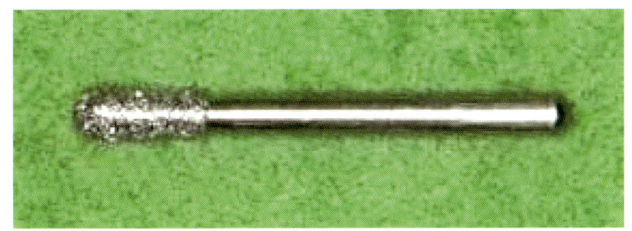

図2-15　筆者が支台築造後の咬合面形成に用いているダイヤモンドバー。

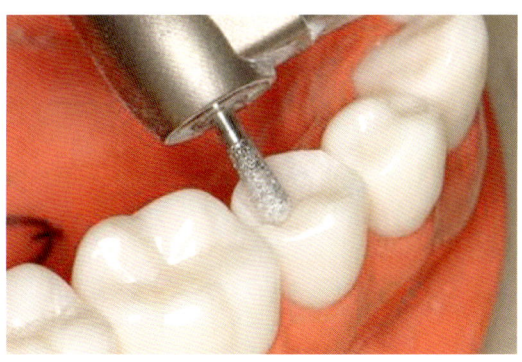

図2-16　バー先端の丸い部分が中心溝に当たるようにして、頬側と舌側から二面形態となるように角度をつけて咬合面を削除する。

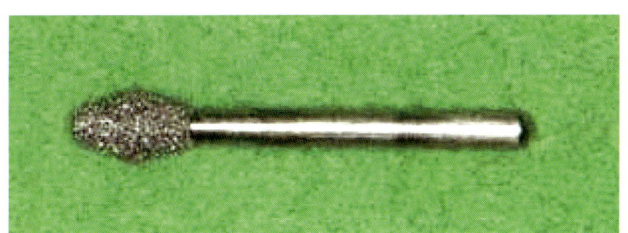

図2-17　そろばん玉を縦に伸ばしたような形態のダイヤモンドバー。

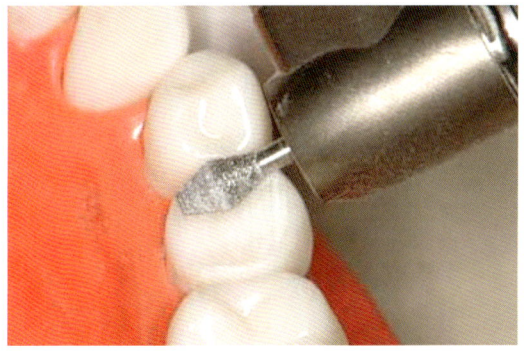

図2-18　頬舌径の短い小臼歯では、真ん中の膨らんだ部分を中心溝に当てて近遠心的に動かすと、咬合面は自然に二面形態となる。

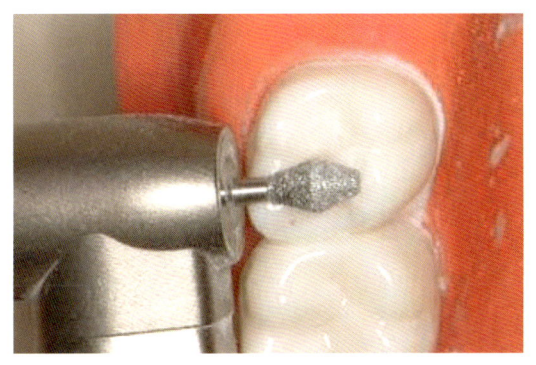

図2-19　長さが不足して大臼歯では頬舌径の全体をカバーできない。

対合歯とのクリアランスの確認のコツ

さて咬合面の削除が済んだら対合歯とのクリアランスを確認する（図2-20）。患者に咬合してもらって対合歯とのスペースを確認するわけだが、直接口腔内を観察するだけでは舌側のほうがよく見えない。そこでパラフィンワックスを短冊状に切り、軟化して噛ませるとよい（図2-21）。

硬化したら口腔外に取り出して、ワックスに印記された対合歯の圧痕の状態を観察する（図2-22）。

初心者の場合には確実を期すため、ワックス用のメジャーリングデバイスで厚さを計測してもよい。市販されているパラフィンワックスの厚さは約1.3mm程度なので、対合歯とのクリアランスを確認するにはちょうどよい。

この時は咬頭嵌合位だけでなく、偏心位でのクリアランスも確認しなければならない。通常は咬頭嵌合位でのクリアランスが確保されていれば、平衡側でのクリアランスはそれ以上となることが多い。

注意して確認すべきは作業側である。矢状顆路傾斜、咬頭傾斜、被蓋関係などによって側方運動時における対合歯とのクリアランスは影響を受けるが、症例によって作業側では対合歯の咬頭頂部とのクリアランスが不足することがあるので、しっかりと確認する必要がある（図2-23）。

下顎側方運動をさせた時も、作業側の頬側はクリアランスも肉眼で容易に確認できるが、舌側は見えにくいのでやはりパラフィンワックスを噛ませて確認する。

クリアランスを確実にチェックするには

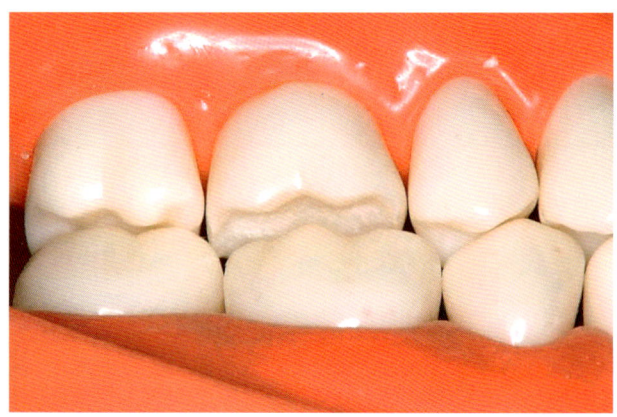

図2-20 咬合面の削除が済んだら対合歯とのクリアランスを確認する。

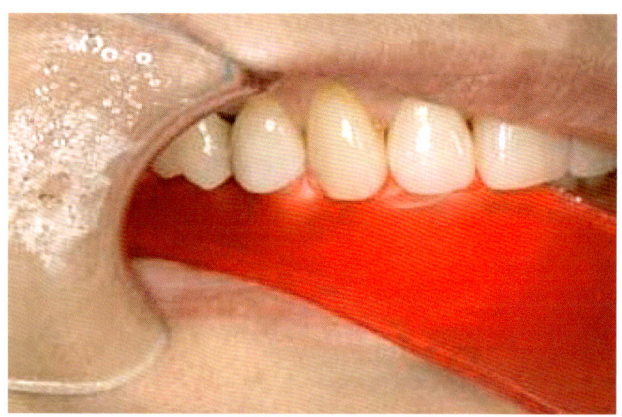

図2-21 クリアランスの確認には、短冊状に切ったパラフィンワックスを軟化して噛ませるとよい。

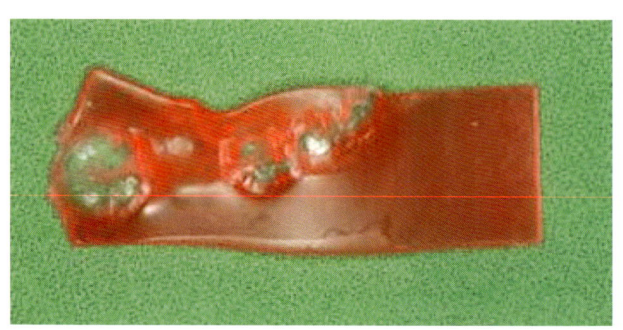

図2-22 支台歯部分に印記された対合歯の痕を観察する。

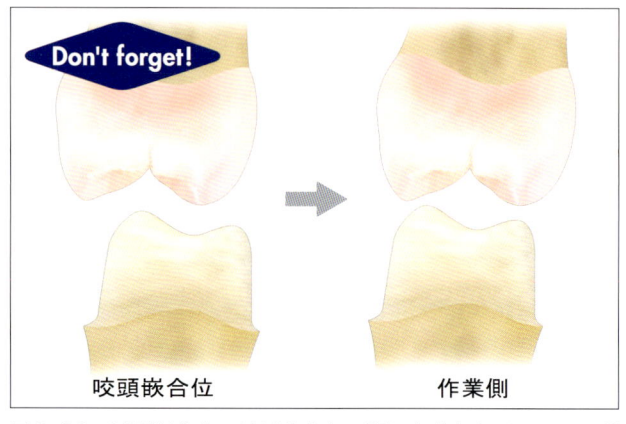

図2-23 咬頭嵌合位では対合歯との間に十分なクリアランスが確保されていても、側方運動時に作業側で不足することがある。

② 頰舌面の形成

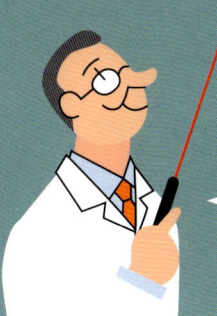

バーの当て方・動かし方を間違えるな

軸面の傾斜が強すぎてはいけない・達成可能なテーパーの範囲とは？

　咬合面の削除が済んだら軸面の形成に移る。軸面形態で重要なのは、クラウンが支台歯へスムーズに挿入でき、かつ十分な保持力が確保できる形態でなければならないということである。

　そのためには軸面を歯頸部辺縁から咬合面にかけて、やや傾斜させて形成しなければならない。ただ軸面の傾斜が強すぎると保持力が低下するので、強くなりすぎないようにバーを当てる角度には注意する必要がある。

　この軸面の傾斜角度すなわちテーパーは、従来の成書では片側で2～5°となるように形成するのが理想とされてきた。これはだいぶ以前の研究によって、テーパーが5°以上になると保持力が急激に低下することが報告されているからである（図2-24）。

　しかし実際には、狭い口腔内でしかも見えにくい大臼歯の軸面を、2～5°のテーパーを保って形成するのは至難の業である。

　実際にマネキンを使った模型実習や臨床で形成された支台歯の軸面テーパーを調べた研究があるが、支台歯の部位や術者の臨床経験年数によって値が異なるものの、平均すると片側で10°以上と、理想とするテーパーの倍以上の値となっている（表2-1）。もちろん経験年数が増えるにしたがって軸面テーパーの値は小さくなっていくが、臨床経験10年以上というかなりのベテランでも、理想的なテーパーの範囲にはなかなか届かないのが実状である。

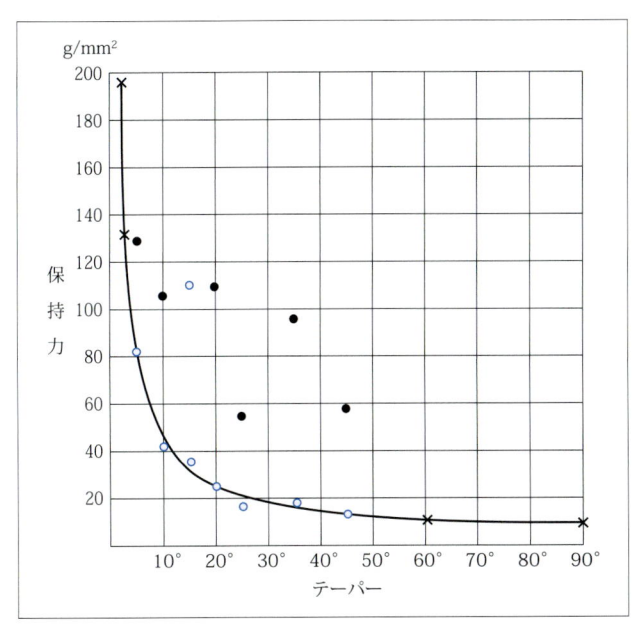

図2-24　テーパーと保持力との関係（Jörgensen,1955）。

		P	M	$\overline{P}$	$\overline{M}$	全体
臨床実習生	n	8	7	13	12	40
	Mean (S.D)	12.3° (4.4°)	14.3° (4.4°)	10.3° (3.3°)	17.1° (5.2°)	13.6° (4.2°)
経験0～4年歯科医師	n	7	18	10	25	60
	Mean (S.D)	10.8° (3.8°)	13.8° (3.0°)	11.3° (4.4°)	13.7° (5.1°)	13.0° (4.2°)
経験5～9年歯科医師	n	10	17	18	24	69
	Mean (S.D)	11.3° (3.3°)	12.5° (4.9°)	9.8° (2.4°)	15.9° (4.6°)	12.8° (3.9°)
経験10年～歯科医師	n	8	4	6	13	31
	Mean (S.D)	7.9° (1.2°)	8.8° (4.4°)	10.3° (5.8°)	13.4° (2.4°)	10.8° (2.6°)

表2-1　テーパーと術者の経験年数（青木ほか、1980）。

実際に観察してみるとわかるが、片側で2°というテーパーは模型にした場合には判別できても、狭い口腔内ではテーパーが付いているのかどうか、慣れないと肉眼ではなかなか見分けにくい角度である（図2-25）。またテーパー2°ではセメント合着を行った時にセメントラインが厚くなりやすく、5°になるとこの厚さが急激に減ずるという実験データから、軸面テーパーは片側5〜10°に形成すべきであるという意見もある。これらのことを総合的に勘案すると、

通常の症例では軸面テーパーをできるだけ片側で5°に近づけるように努力しつつ、最低でも10°以下となるように目標を定めて形成するのが現実的であろう。

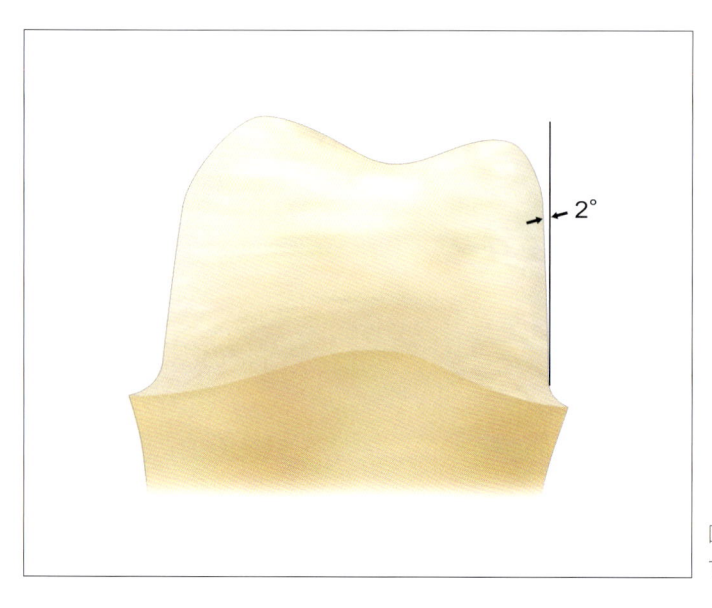

図2-25 片側2°のテーパー。模型では確認できても狭い口腔内で確認するのは難しい。

軸面形成は直視しやすい頬側面から始めよ！

軸面形成を始める時にはまず頬舌面、それも直視しやすい頬側面から形成する。使用するバーは咬合面の削除で使用したと同じシャンファー形成用バーである。

頬舌面の形成で初心者が犯しやすい過ちは、いきなり形成辺縁となる歯頸部にバーの先端を当てて削ろうとすることである（図2-26）。

当然のことながら頬舌面の最大豊隆部より下はアンダーカットになっているので、いきなり歯頸部付近にバーの先端を当てて形成しようとすると、図2-27のように形成した軸面が逆テーパーとならざるを得ない。それを形成途中で修正しようとするとバーの角度を何度も変えることになってしまう。その結果、軸面がテーパーの一定なきれいな面にならず、中央部が膨らんだ曲面になったり、部位によってアンダーカットが生じたりしやすい（図2-28）。したがっていきなり形成辺縁である歯頸部付近の歯質を削除するのは誤りである。

ではどうするかというと、まず頬側面に対しどのくらいバーを傾ければ適切なテーパーになるか、支台歯形態を頭の中に思い描いて角度を定めたら、そのままの角度を保ったままでバーを支台歯に近づけていく。

すると図2-29のように最初にバーの側面が支台歯の最大豊隆部に接触するはずであるから、角度を保ったままフェザータッチでバーを近遠心的に動かし、接触している歯質から削除していく。この操作をバーの先端が歯頸部の歯面に触れるようになるまで続けると、一定のテーパーできれいに頬側の軸面が形成される（図2-30）。

全部鋳造冠の支台歯形成
テクニカルアドバイス

初心者にありがちな形成軸面の逆テーパーに注意

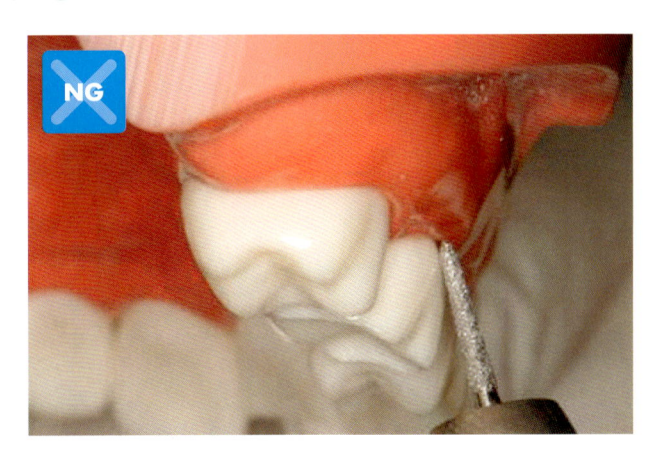

図2-26 軸面形成でいきなり歯頸部から形成しようとすると、アンダーカットの面を作りやすい。

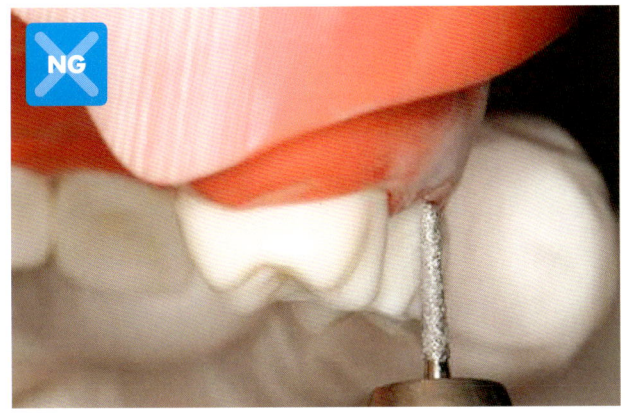

図2-27 歯頸部から軸面形成を始めると、逆テーパーになりやすい。

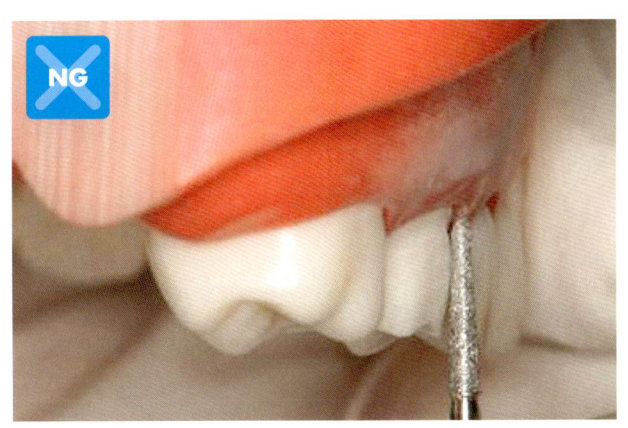

図2-28 形成途中でテーパーの修正をしようとすると、何度もバーの角度を変えることになり、結果として軸面が曲面になりやすい。

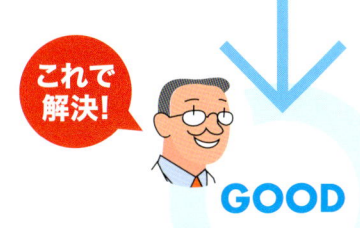

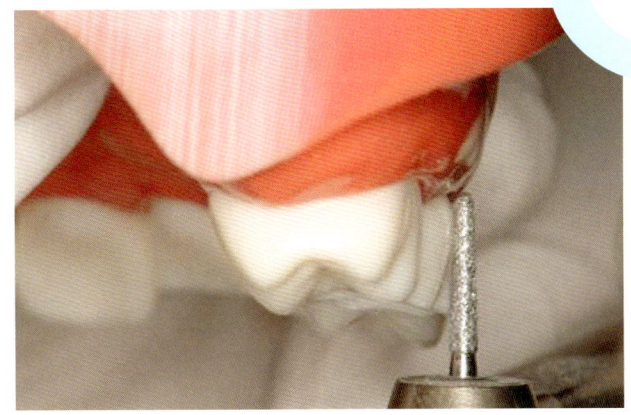

図2-29 バーの角度を決めて頬側面に近づけていけば、まず歯冠の最大豊隆部がバー側面に接触するので、そこからフェザータッチでバーを近遠心的に動かし歯質を削除していく。

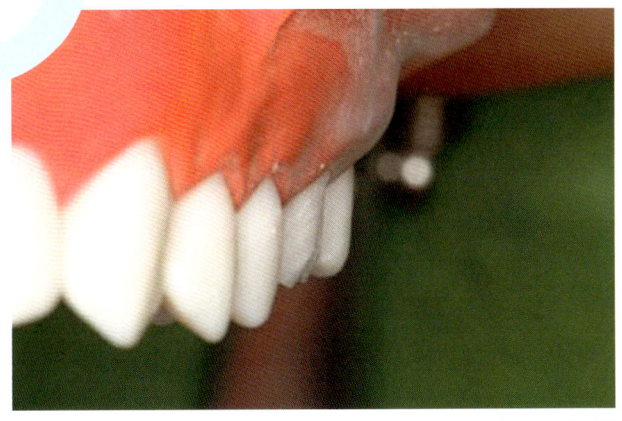

図2-30 バーの先端が歯頸部歯質に触れるまで形成すれば、頬側軸面は一定のテーパーできれいな面となる。

CHAPTER 2

この時注意すべきことが二つある。

一つ目は、歯は咬合面に対して垂直に植立しているわけではない。

ということである。通常の天然歯列は上顎臼歯部では歯軸が頬側に、下顎臼歯部では舌側に傾斜している（図2-31）。軸面テーパーもこの傾斜した歯軸に対して付与しなければならない。したがって適切に形成された支台歯を観察すると、たとえば下顎臼歯部では舌側軸面だけを見ると、逆テーパーとなっているように見えることがある（図2-32）。これは咬合平面に垂直な軸を基準として見るからで、実際には歯軸が舌側軸面以上に傾いているので、頬舌的なテーパーは適切な値となっているのである。

二つ目は歯頸線が同じ高さに位置しているのではなく、三次元的に湾曲している。

ということである。たとえば上顎大臼歯の歯頸線を水平的に観察すると、近遠心的に圧平された角がとれて丸くなった台形に近い外形となっているし（図2-33）、上下的に見ると頬舌側のほぼ中央部が最も根尖側に寄っていて、そこから近遠心の隣接面部に行くにしたがって咬合面側に近づいていく（図2-34）。歯肉縁の走向もほぼ

これと平行しているので、バーの先端がこの湾曲に沿って動くように操作しないと、形成マージンの位置が歯肉縁に沿ったきれいな形成ができない。ところが

初心者は、バーを直線的に動かすという過ちを犯しやすい（図2-35）。

その結果、形成済みの支台歯を観察すると、歯頸線の輪郭とは異なり咬合面から見ると頬側が壁のように平面的になり、頬側から見ると形成辺縁の位置が中央部は歯肉縁上で浅く、逆に近遠心は歯肉縁下深すぎるということが起こりやすい（図2-36、37）。

これを防ぐためには、

バーの先端が歯肉縁をなぞるように三次元的に動かすことが必要なのであるが、バー先端の位置だけにとらわれすぎると、今度は前述したようにバーの角度がおろそかになりやすい（図2-38）。

したがってこれだけはマネキンの歯列模型などを使って練習を積み、タービンヘッドの動かし方を身につけるしかない。この練習を行う際に注意すべきことは、第1章でも述べたように、支台歯をいろいろな方向から立体的に見て形成するということである。

天然歯の歯軸と歯頸線の現実を知らないとミスる！

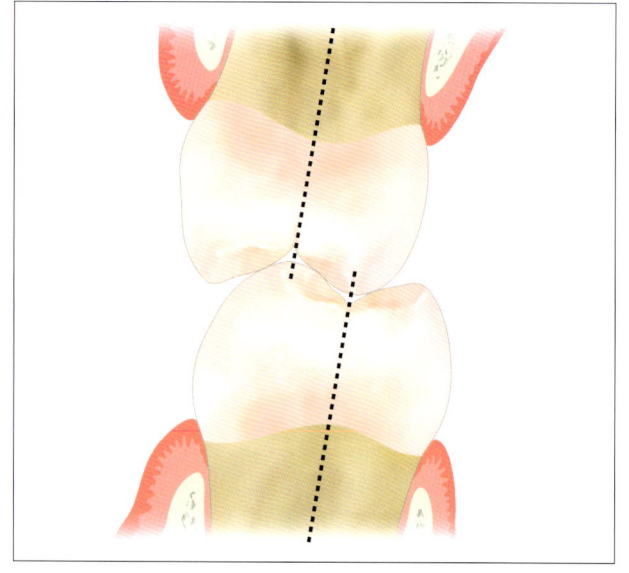

図2-31　歯は咬合平面に対して垂直に植立しているのではない。上顎では頬側に、下顎では舌側に傾斜している。

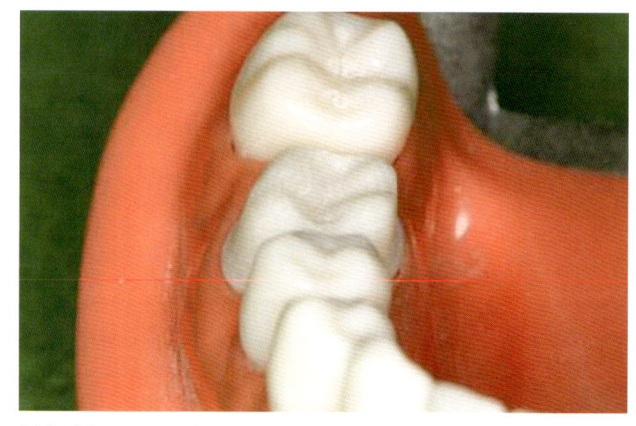

図2-32　下顎臼歯で形成済みの支台歯を観察すると、舌側の軸面が逆テーパーになっているように見えることがある。

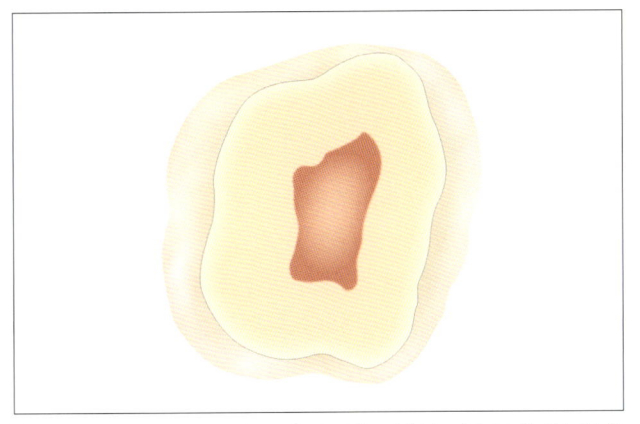

全部鋳造冠の支台歯形成
テクニカルアドバイス

図2-33 上顎第一大臼歯の歯頸部水平断面。歯冠の外形とは異なる（藤田、1976を改変）。

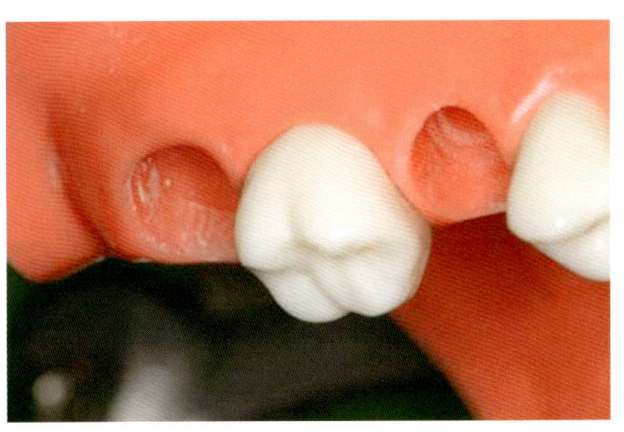

図2-34 歯肉辺縁の走向は三次元的に湾曲している。頬舌側の中央部で低く隣接面部では高い位置にある。

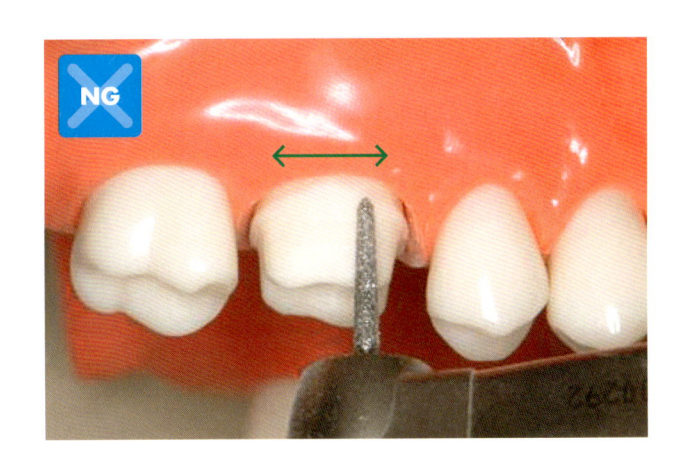

図2-35 初心者はどうしてもバーを直線的に動かしやすい。

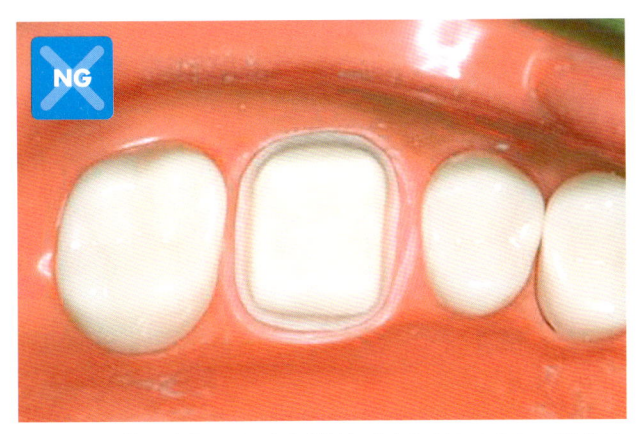

図2-36 軸面形成でバーを直線的に動かしてしまうと、頬舌面、近遠心面がすべて壁のように平面的になってしまう。

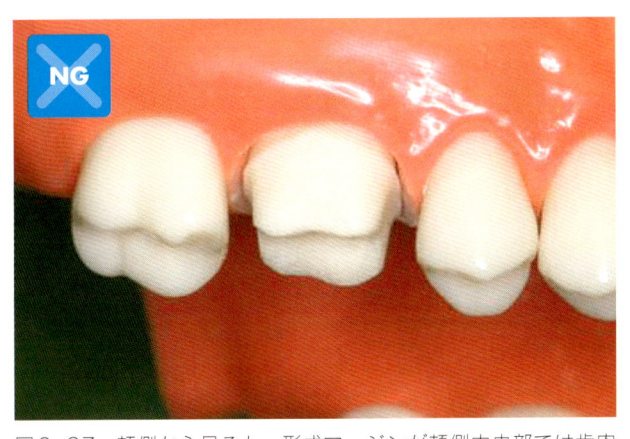

図2-37 頬側から見ると、形成マージンが頬側中央部では歯肉縁上で浅く、近遠心では歯肉縁下深すぎる。

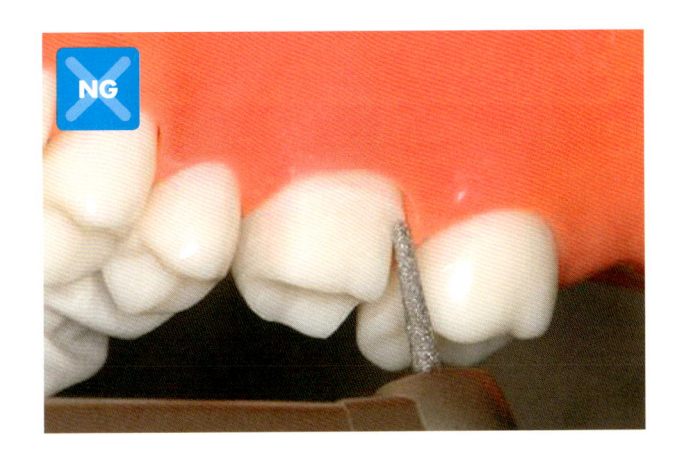

図2-38 バー先端の位置に気をとられすぎると、バーの角度がおろそかになり逆テーパーの部分を作りやすい。

39

CHAPTER 2

頬側面より見えにくく、難易度の高い舌側面の制覇法

　頬側面の形成が済んだら、舌側面の形成に移る。基本的には頬側と同様に行えばよいのであるが、頬側より少し難易度が高くなる。その原因として、一つには頬側に比べると舌側は見えにくいことが挙げられる。

　見えにくい臼歯部の舌側を少しでも見えやすくするには、診療姿勢における患者の頭位を工夫する。

　現在では支台歯形成にあたってはほとんど術者座位、患者水平位の診療で行うため、患者に形成する歯の側に顔を向けてもらう。たとえば下顎左側臼歯の舌側を形成したい時には、患者に左を向いてもらうよう指示し頭部を少し左側に回転させる。すると術野である舌側が直視しやすくなる（図2-39、40）。上顎右側臼歯の舌側を形成したい時には、患者に無理のない範囲で頭を後屈させたうえで、右を向いてもらう。すると容易に舌側面が見えるようになる（図2-41、42）。

見えにくい舌側面は患者の頭位を工夫する

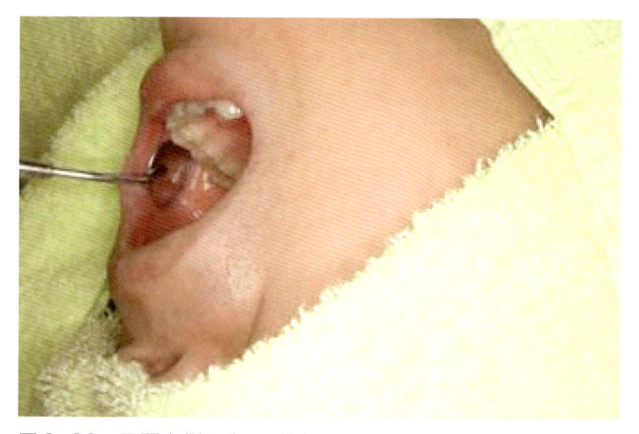

図2-39　下顎左側臼歯の舌側面を形成する時には、患者の頭を少し左に回転させると見えやすい。

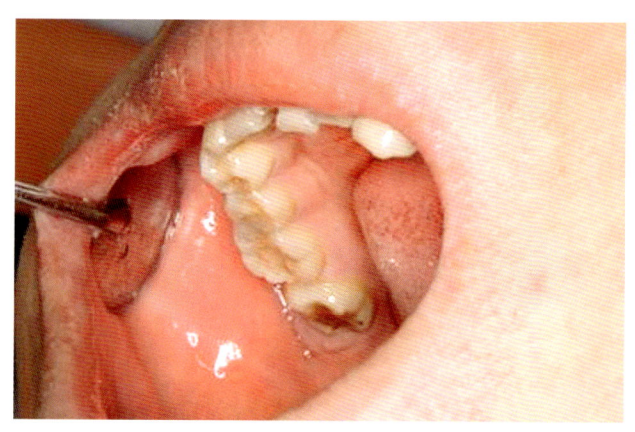

図2-40　左側臼歯の舌側が容易に直視できる。

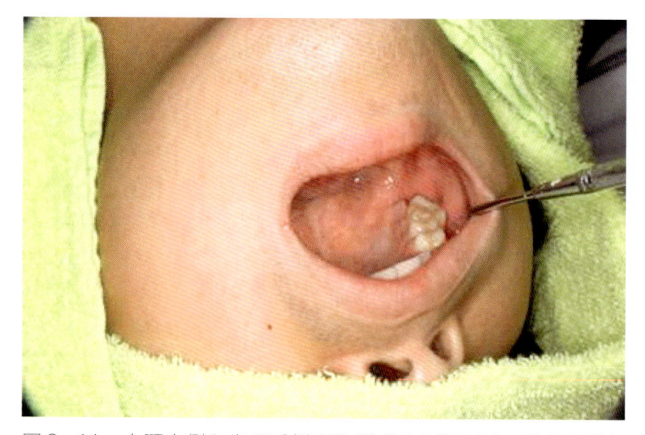

図2-41　上顎右側臼歯の舌側面を形成する時には、患者の頭を無理のない範囲で後屈させ、少し右に回転させる。

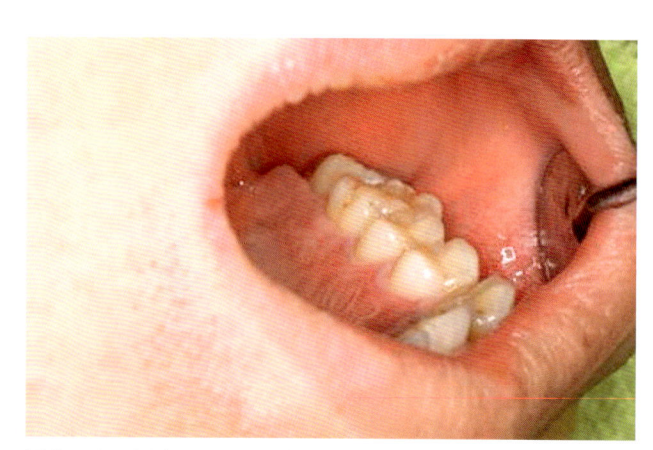

図2-42　右側臼歯の舌側が容易に直視できる。

また下顎の場合には舌が動いてじゃまになる。

ということも挙げられる。

　タービンを使用する場合には必ず注水を行うので、舌がじゃまにならないように、かつ患者にも不快感を与えないようにするためには、第1章でも述べたようにミラーワークや介補者のバキュームワークが重要となってくる。これらについて詳しい説明は省くが、

　患者には「口で息をせず鼻で息をして下さい」「たまった水はこちらで吸いますので、飲み込まないようにして下さい」という二つだけは必ず指示する。

　口腔内に水がたまっている時に口で息をしようとすれば、必然的に水を飲み込むことになり、その一部が気管に入ってむせてしまう。また嚥下運動をする時には必ず舌が動くので、高速回転しているバーで傷つけるおそれがある。したがって患者には前述の指示をして、口腔内にたまった水は介補者がバキュームチップで吸いとる。

　ただ介補者の中には、バキュームの目的をタービンヘッドから出てくる水を吸いとることだと勘違いして、タービンヘッドのすぐ近くにチップの先端を持ってくる人がいる。

　バキュームの目的は、口腔内にたまった水を吸いとることであり、出てくる水を吸いとることではない。したがって、

　四六時中バキュームチップを口腔内に入れておく必要はない。形成する部位によっては逆にじゃまになることもある。

　そのような時は術者と介補者が呼吸を合わせ、形成している最中に水がたまってきたら術者はタービンヘッドを口腔外に取り出し、介補者がすかさずバキュームを行うということを繰り返せばよい。また、たまった水を吸い取る時に、バキュームチップを喉の奥に入れすぎて、患者に嘔吐反射などの不快感を与えないように注意しなければならない。

さらに、

　下顎臼歯部では歯肉辺縁の厚さが頬側に比較すると薄いことも、舌側面の形成を難しくしている一因である（図2-43）。

　歯肉辺縁が薄いということは、少しでも傷つけると術後に歯肉退縮を起こしやすくなる。したがってシャンファータイプのような厚みをもった辺縁形態で、歯肉縁下まで形成する場合には細心の注意が必要となる。理論的には、歯肉縁下までシャンファータイプの形成を行えば、バー先端にも厚みがあるため、程度の差はあっても図2-44のように必ずバーの先端が内縁上皮に接触し傷つけることになる。

　この侵襲をできるだけ少なくするには、最初から歯肉縁下0.5mmまで形成しようとはせずに、軸面形成の段階では、形成辺縁は歯肉縁上ギリギリのところで止めておき、歯肉には触れないようにしておく（図2-45）。

　後で辺縁部の修正を行う時に、バーの側面を軸面の傾斜に合わせてあてがい、先端の位置だけを歯肉縁下0.5mm程度まで少しずつ下げて形成すると、比較的内縁上皮を傷つけなくて済む。

　頬舌側軸面が所定のテーパーを保って形成できたら、機能咬頭側すなわち上顎ならば舌側、下顎ならば頬側軸面の咬合面側約1/3は、テーパーの傾斜が強くなっていることを確認する（図2-46）。最初に咬合面を削除する時に機能咬頭外斜面にもガイドグルーブを入れ対合歯とのクリアランスを確保してあるので、自然にそれに近い形態になっているはずである。これは軸面の二面形成と呼ばれるが、中には二面形成と言わずに、ファンクショナルカスプベベルを付与すると表現している成書もある。

CHAPTER 2

下顎臼歯部の舌側辺縁歯肉は薄いので注意が必要

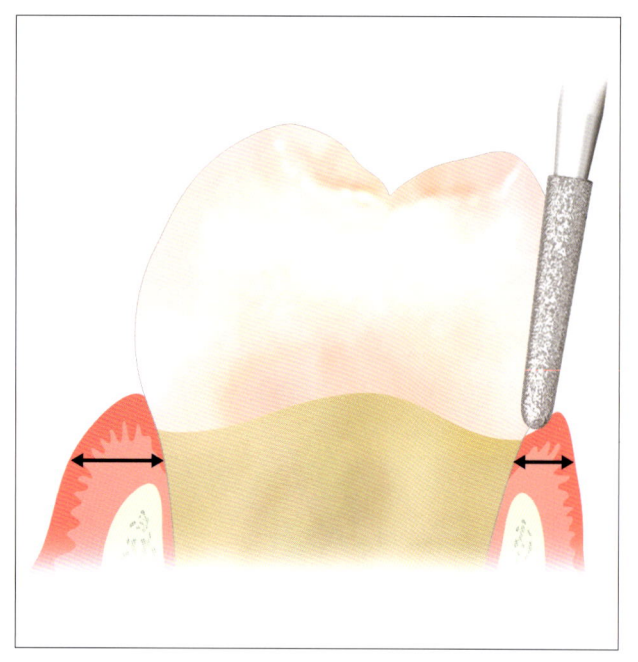

図2-43　下顎では舌側歯肉の厚みが頬側に比べて薄いため、歯肉縁下の形成で歯肉退縮を起こしやすい。

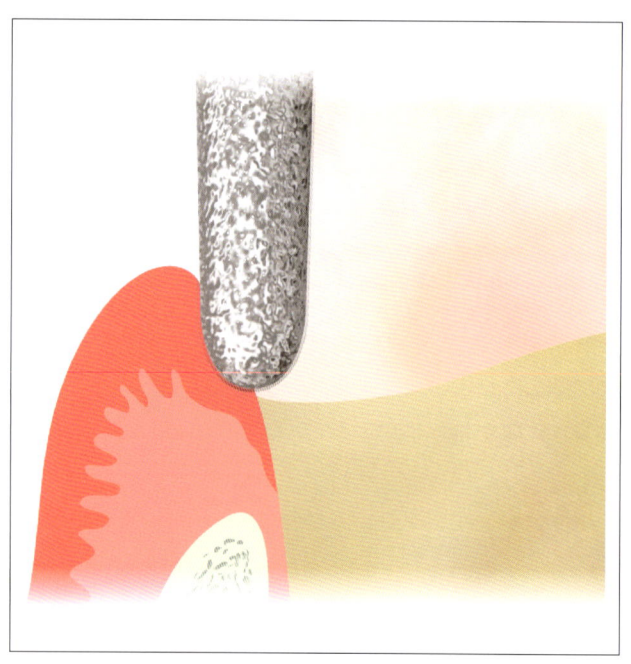

図2-44　歯肉縁下までシャンファータイプの形成を行うと、バーの側面が必然的に内縁上皮に触れることになる。

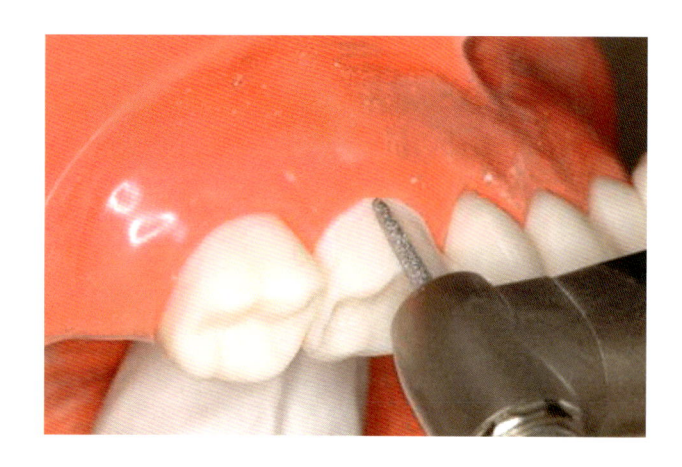

図2-45　軸面形成の段階では、形成マージンは歯肉縁上ギリギリで止めておく。

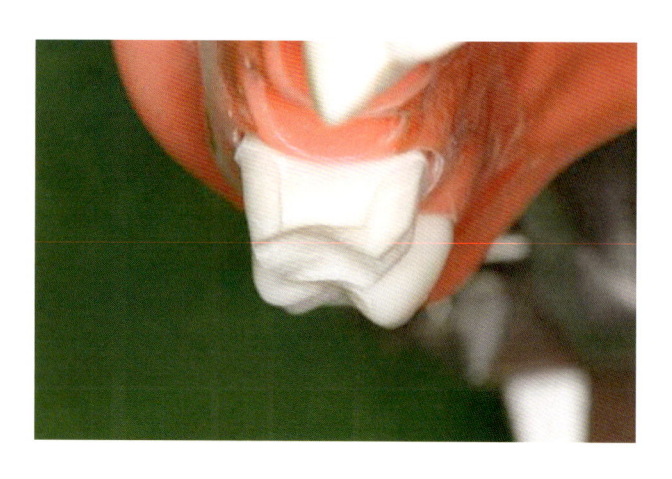

図2-46　機能咬頭側、すなわち上顎なら舌側の軸面は、咬合面側約1/3が傾斜の強い二面形成となる。

二面形成はなぜ必要か

　臼歯の支台歯形成で機能咬頭側の軸面を二面形成にする目的は、主に①保持力を確保すること、②クラウンの強度を確保すること、③生活歯では歯髄刺激を少なくすることの三つである。
　まず保持力についてであるが、二面形成をせずに歯頸部から咬合面まで、テーパーの角度を変えずに一つの面で形成したとする。するとテーパーを強くしないと、図2-47のように機能咬頭外斜面の部分のクリアランスが確保できなくなってしまう。下顎の大臼歯などは歯冠長が短いため、軸面のテーパーが強くなると保持力が極端に低下してしまう。そこで、

　軸面のうち形成辺縁から立ち上がる下部約2/3の面はテーパーを弱くして保持力を確保し、上部約1/3の面は傾斜をつけて、対合歯との間に十分なクリアランスが確保できるように形成する。

　二つ目のクラウンの強度を確保するということは、

　クラウンの厚みを必要十分なだけとるということである。

　特に機能咬頭は咬合力や咀嚼力が加わりやすいため、十分な厚みをとって強度を確保しなければならない。前述のようにテーパーを抑えて保持力を確保し、かつクラウンの厚みも十分とるためには、機能咬頭側は軸面の咬頭に近い上部だけ傾斜をつけた二面形成にする必要がある（図2-48）。
　三つ目の歯髄刺激については、

　前述のように生活歯を全部鋳造冠で修復する頻度は低いが、図2-49のように一面形成のままだと、保持力が低下するだけでなく軸面が歯髄に接近しやすい。

　したがって露髄しないまでも形成後に歯髄炎を起こす危険性がある。これを防いで形成面が歯髄に接近しすぎないようにし、かつクラウンの厚みもできるだけ一定にして必要十分なだけ確保するためには、軸面を二面形成にすることが重要である。
　また非機能咬頭側の軸面についても、二面形成にしたほうがよい場合もある。たとえば上顎大臼歯の頬側面は非機能咬頭側ということになるが、近心頬側咬頭と遠心頬側咬頭の間には頬面溝が存在する。これは咀嚼時に食物の通路の役割を果たしているとされているが、頬側軸面が一面形成のままだとワックスアップの時にこの頬面溝の部分が薄くなりやすい（図2-50）。そこでクラウンの厚さをできるだけ均等にするためにも、頬側軸面も上部1/3程度はややテーパーを強くした二面形成とするほうが望ましい（図2-51）。

CHAPTER 2

一面形成ではなぜNGか

①保持の問題

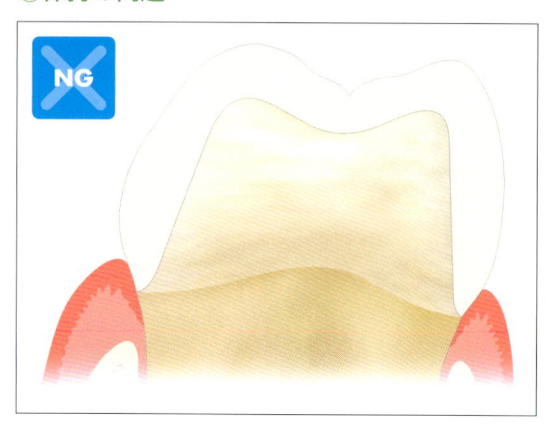

図2-47　一面形成のままではテーパーを強くしないと機能咬頭側のクリアランスが確保できないため、保持力が減少してしまう。

②強度の問題

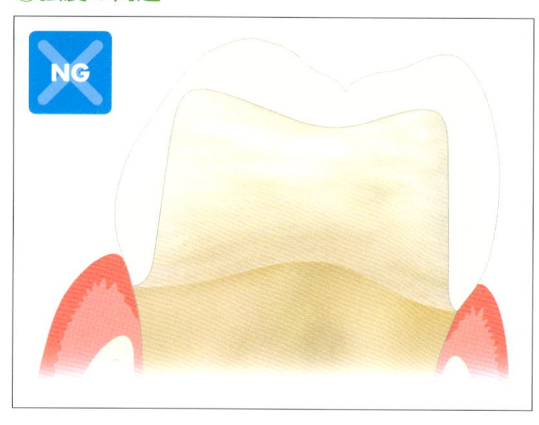

図2-48　一面形成のままで保持力を確保しようとすると、機能咬頭外斜面の部分が薄くなってしまう。

③歯髄刺激の問題

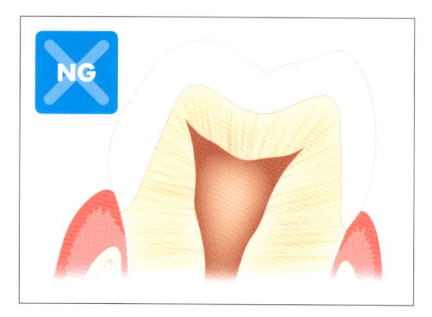

図2-49　一面形成のままだと保持力が減少するだけでなく、形成面が歯髄に接近して炎症を起こしやすい。

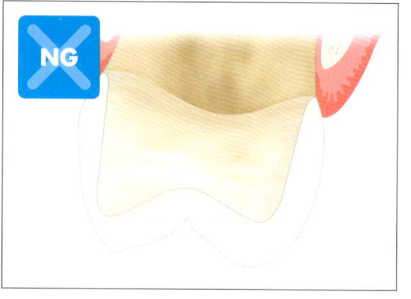

図2-50a、b　上顎大臼歯では頬側軸面も一面形成のままだと、クラウンのワックスアップを行った時に頬面溝の部分が薄くなりやすい。

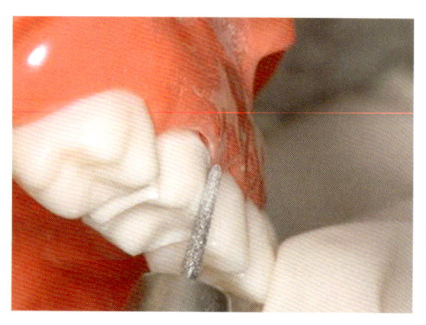

図2-51　上顎大臼歯では以後の技工操作のことを考慮し、頬側軸面も二面形成とする。

44

③ 近遠心面の形成

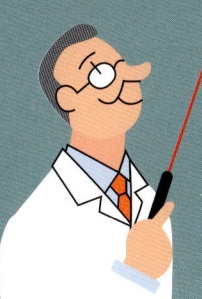

隣接歯を傷つけないための方法をマスターせよ

隣在歯を傷つけないことが第一

　頰舌面の形成が済んだら次に近遠心面を形成する。近遠心面の形成は孤立歯であればそれほど難しくはないが、通常は隣在歯があって接触点で歯列を維持し支え合っている。この接触点部、すなわち、隣接面の最大豊隆部を削除する時、隣在歯を傷つけないようにするのがまず第一に注意すべき点である。

　そのためには、

　できるだけ細い槍状のバー（図2-52）を使用して接触点部を削除するが、いきなり接触点部を削除しようとするのは隣在歯を傷つけやすいので避けたほうがよい（図2-53）。

隣在歯を傷つけないやり方

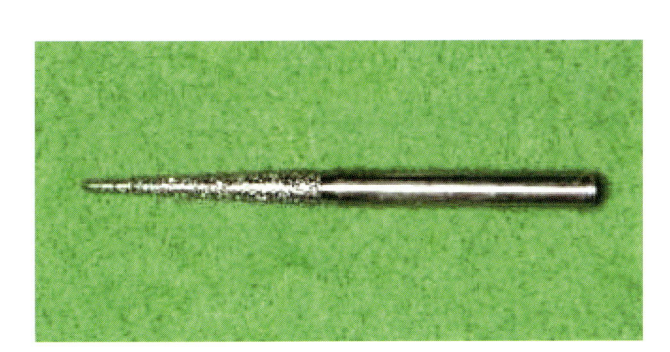

図2-52　隣接面接触点部の削除に用いる槍状のバー。

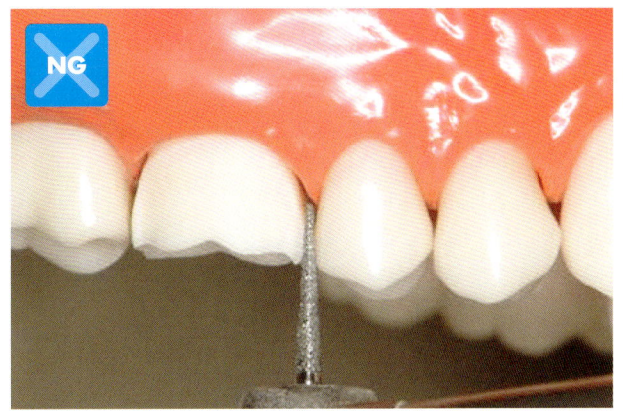

図2-53　いきなり隣接面の接触点部を削除しようとすると、隣在歯を傷つけやすい。

ではどのようにするのかというと、まず支台歯のすでに形成されている頬側軸面から隣接面に向かって、バーの角度を保ったまま軸面に沿わせて歯質を削除しながら移動させ、接触点の手前1～2mm程度まで形成する（図2-54）。この時バーの先端は歯肉縁から離して、縁上1～2mmで止めておく。次に舌側からも同様にして、接触点の手前2mm程度まで形成する（図2-55）。そして残った支台歯の接触点部は、図2-56のように頬側、あるいは舌側から斜めにバーを当てて削除すると、隣在歯を傷つけることなく接触点部を落とすことができる。

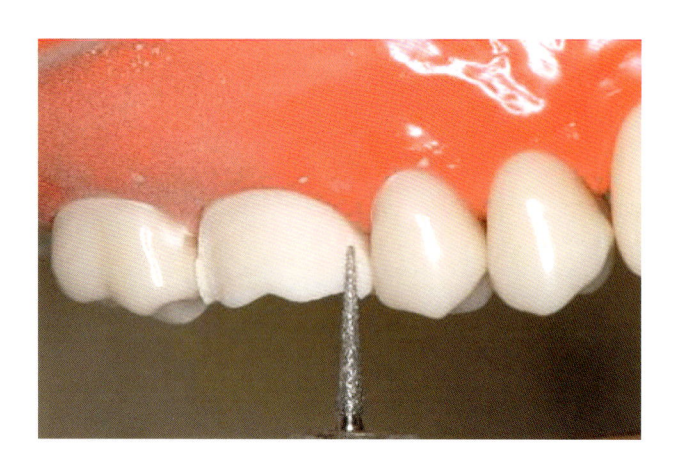

図2-54 バー先端は歯肉縁上で止め、側面を頬側の軸面に沿わせて隣接面接触点の1～2mm手前まで削除する。

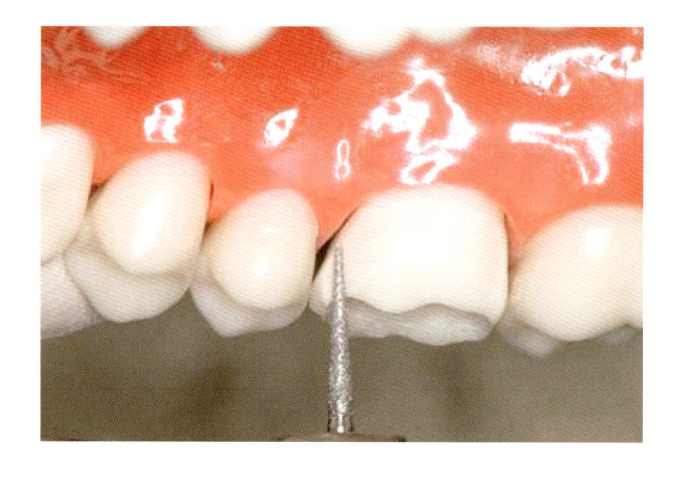

図2-55 舌側からも同様にして接触点の1～2mm手前まで削除する。

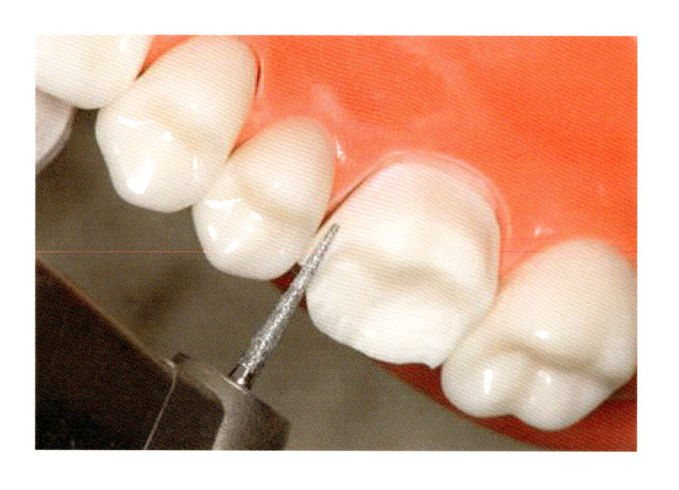

図2-56 残った歯質はバーを頬側あるいは舌側から斜めに当てて注意深く削除してやる。接触点のエナメル質を一層残す意識で行うと、隣在歯を傷つけることが少ない。

全部鋳造冠の支台歯形成
テクニカルアドバイス

通常は

臼歯部で適切なテーパーをつけて近遠心面を形成すれば、隣在歯の最大豊隆部との間にスペースが1.5～2.0mm程度は開くはずである（図2-57）。したがって1.0mm程度支台歯の隣接面を削除してもまったく問題はない。

最初から、隣在歯を傷つけず接触点をギリギリの所で削除しようと考えずに、隣在歯との間は1.0mm以上開いても大丈夫と思って、支台歯の接触点の部分を削除していけば、最終的にうまく形成できる（図2-58）。実際の臨床では接触点を削除するという意識ではなくて、支台歯接触点部のエナメル質を一層残してやるような意識で行うのがよい。

接触点部を削除して隣在歯との間にスペースができたら、シャンファー形成用のバーに取り換え、頬舌側と同様にバーの傾きを一定にし、テーパーを変えないようにして形成辺縁が歯肉縁の高さに達するまで、バーを歯頸部の湾曲に合わせて移動させながら削除する（図2-59）。この時注意すべきは、

隣接面部は頬舌側よりも歯肉縁の位置が咬合面側に寄っている。

ということである（図2-60）。近心面や遠心面を形成する時に、初心者はどうしても頬側から舌側に向かってバーを直線的に動かしやすい（図2-61）。初心者の形成した臼歯の支台歯を見ると、形成辺縁の位置が頬舌側では歯肉縁上で浅すぎることが多く、近遠心では逆に歯肉縁下深くなりすぎていることが多い（図2-62）。このようなミスを防ぐためには、解剖学的に歯頸線の湾曲がどのように走向しているか、常に念頭に置いて形成することが重要である。

隣在歯を傷つけずに削るには

図2-57 通常の症例であれば支台歯形成が済んだ歯は、隣在歯との間に1.5～2mm程度の間隙ができる。

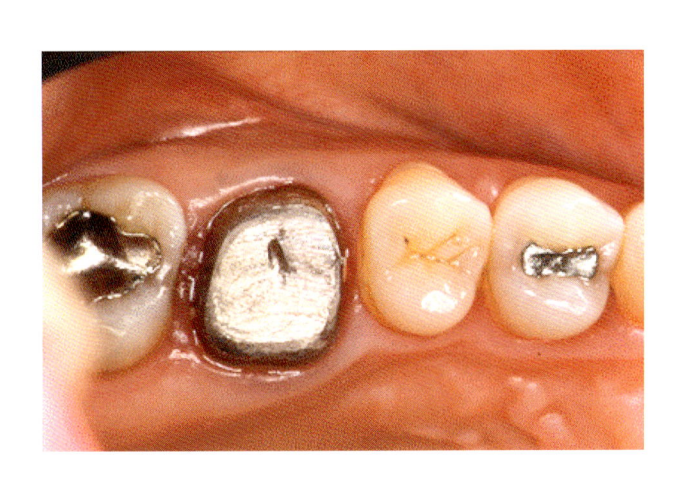

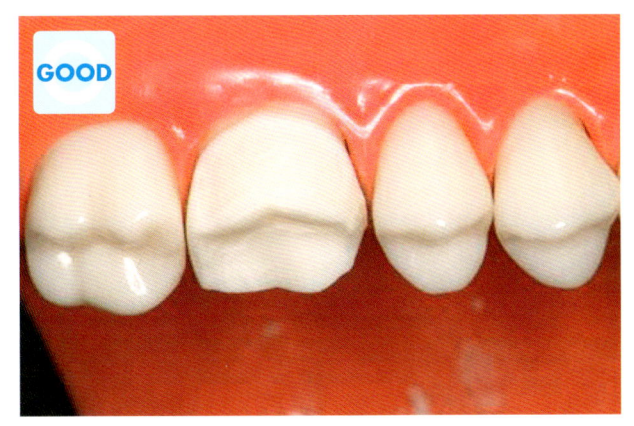

図2-58 「隣在歯との間は1mm以上開いても問題ないんだ」と思って隣接面を削除すると、きれいに削除できる。

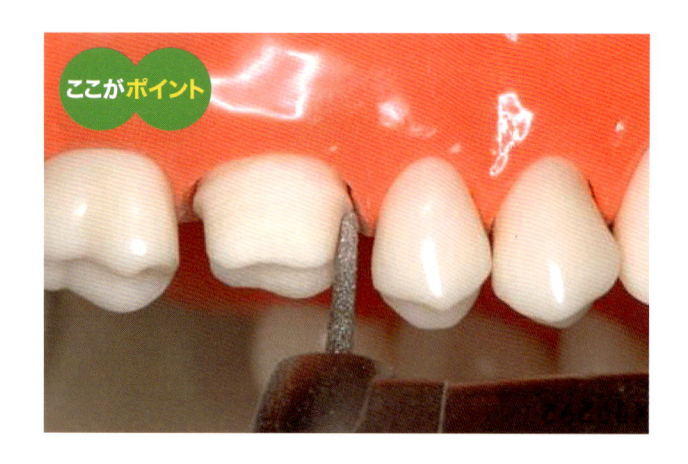

図2-59 隣在歯との間にスペースができたら、シャンファー形成用のバーに変えて隣接面軸面を整えていく。

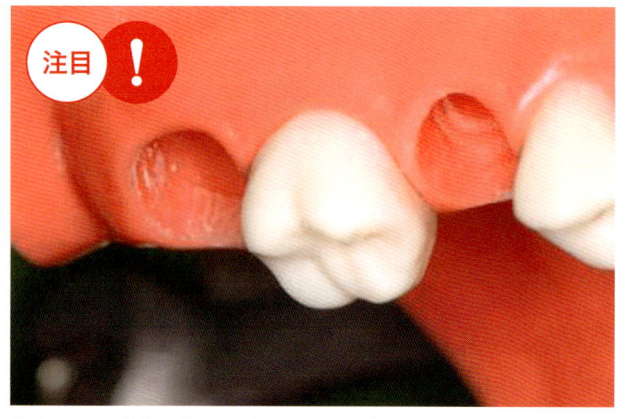

図2-60 隣接面部は歯肉縁の位置が頬舌面よりも咬合面側に寄っている。

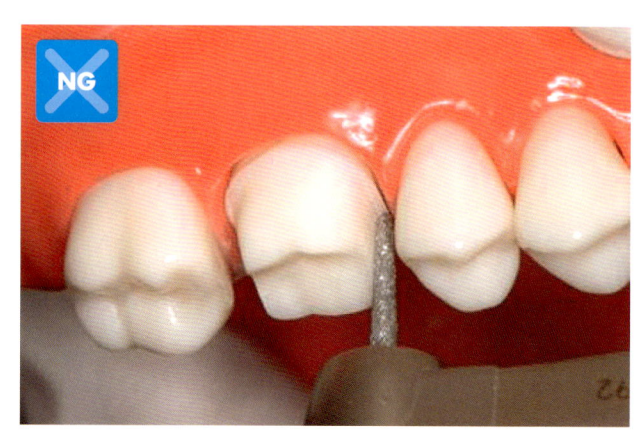

図2-61 初心者はバー先端を歯肉縁の高さに沿わせずに、頬側から舌側に直線的に動かしてしまう。

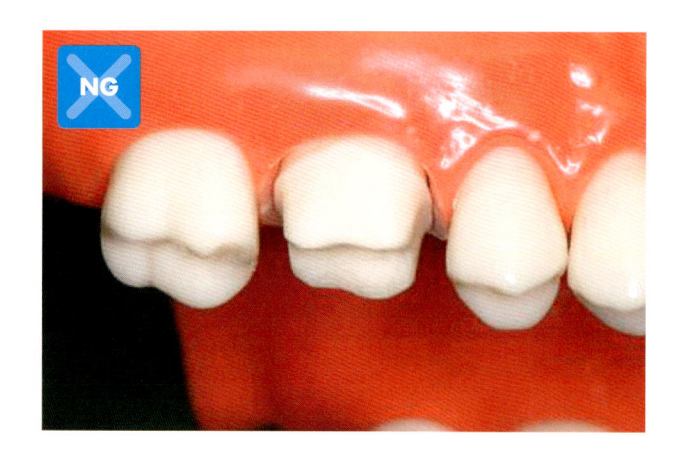

図2-62 初心者が犯しやすい過ち。形成マージンの位置が、頬側は歯肉縁上で浅く近遠心側は歯肉縁下深すぎる。

また、

第二大臼歯の遠心面はどのようにしても直視が難しい。従来の成書では、そのような場合はミラーテクニックを使って形成すると記されているものが多い。ただ実際にやってみるとわかるが、タービンを使用して形成する時は常に注水しながら行うため、ミラーを使ってもバーが回転している時は明瞭に見えないことが多い。

筆者はどうしているかというと、まずはテーパーが適切になるようにバーの角度を決めたら、先端は歯肉縁上の位置を保ったまま側面が遠心の最大豊隆部に当たるようにして切削し、歯肉縁上1～2mm程度まで軸面を形成する（図2-63、64）。この範囲であればバーの先端は見えなくても角度はわかるので、あらかじめミラーで歯肉縁の位置と走向を確認しておけば、遠心軸面のテーパーを保ったまま歯肉を傷つけることなく形成できる。

次に頬側と舌側軸面の見える部分から、バーの先端が歯肉縁の高さになるようにして、角度は変えずバー側面を軸面に沿わせて移動させながら、残った見えない部分を形成する（図2-65）。バー先端の位置を完全に歯肉縁の走向と一致させることは困難であるが、慣れてくると見えない部位でも、形成マージンの位置を歯肉縁の走向とほぼ一致させることができるようになる（図2-66）。また最後臼歯の遠心は歯肉に炎症がなくとも歯肉溝が深いことが多く、バー先端が歯肉縁下やや深く1.0～1.5mm程度まで入ったとしても、上皮付着を傷つけるようなことはほとんどない。

第二大臼歯の直視不可能な遠心面を形成するためのテクニック

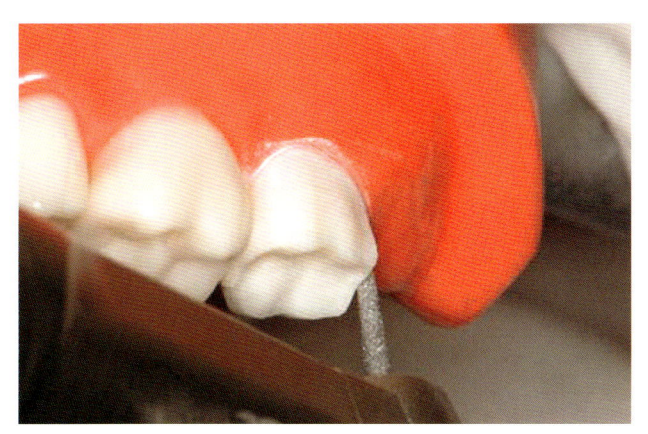

図2-63　第二大臼歯の遠心面など見えない部位は、バーの角度を決めたら先端が歯肉縁上となるようにして豊隆部から削除していく。

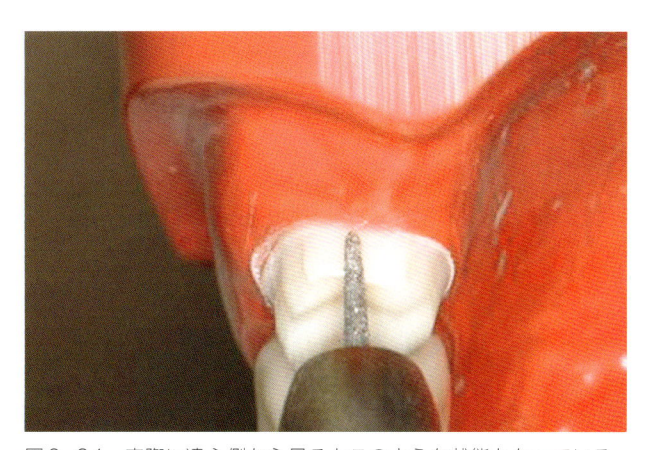

図2-64　実際に遠心側から見るとこのような状態となっている。

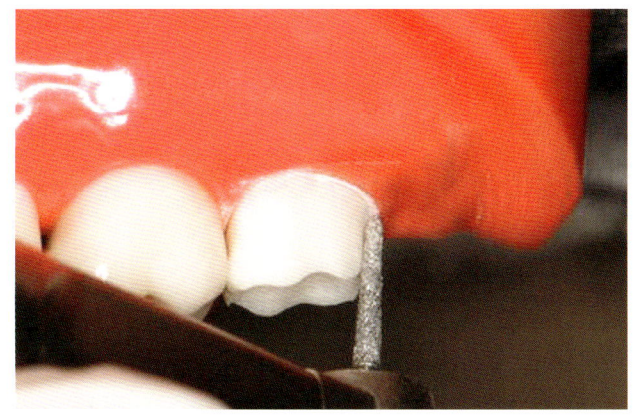

図2-65　バー側面を形成済みの頬側軸面に沿わせて移動させ、見えない遠心の軸面を形成する。

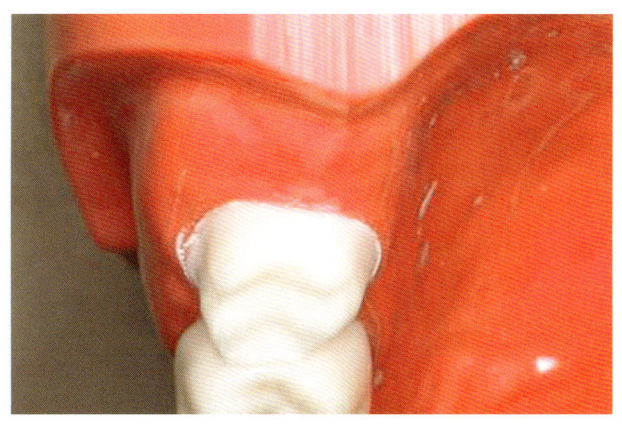

図2-66　あらかじめミラーで遠心歯肉縁の位置を観察しておけば、慣れてくるとそれほど誤差なく遠心軸面も形成できるようになる。

CHAPTER 2

形成の外形を観察する時のポイント

軸面の形成が一段落したら咬合面から（厳密に言えば着脱方向の上部から）支台歯の外形を観察する。この時、

適切なテーパーで形成されていれば、全周にわたってマージン、すなわち歯頸部の形成辺縁と軸面が見えているはずである（図2-67）。

片目で観察するとわかりやすい。もし一部でもマージンや軸面の一部に見えない部分があるとすれば、その部分は逆テーパーになっているか、あるいは軸面が膨らんでいてアンダーカットが存在するということを意味する（図2-68）。

次に軸面と交差する咬合面部の外形を観察する。この形が支台歯の歯頸部を輪切りにした時の外形とほぼ相似形になっていなければならない（図2-69）。

そのわけは、円錐を水平に切断した場合を頭の中に想い描いてみるとよくわかる。どの位置で切断しても断面は円になっている。また三角錐を水平に切断した場合には、断面は底辺と相似形の三角形になっている（図2-70）。つまり形成辺縁を歯頸部とした場合、軸面テーパーが全周一定の角度で形成されていれば、咬合面部の外形は歯頸部断面の外形と相似形になるはずである。
返却

形成の外形の観察の仕方

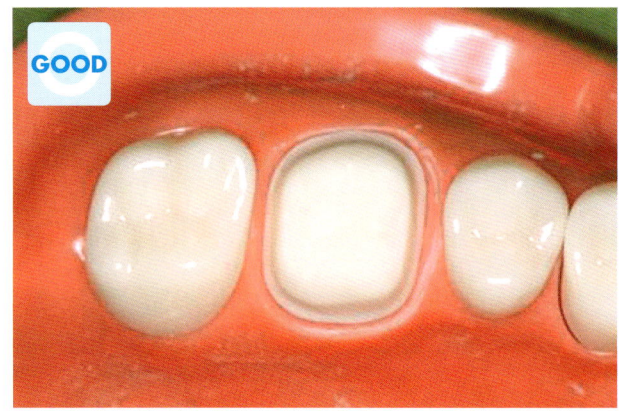

図2-67　咬合面から見た時に、全周にわたって形成マージンと軸面全体が観察できる。

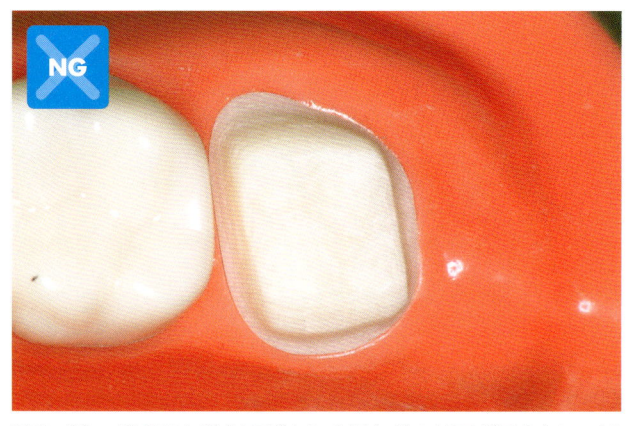

図2-68　頬舌面と遠心面が交わる隅角部の軸面が見えない。逆テーパーになっている証拠である。

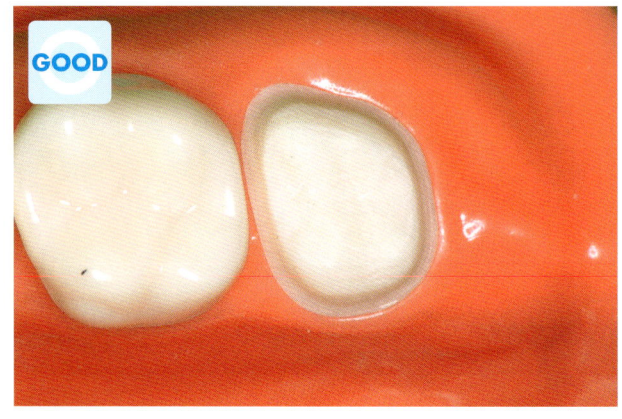

図2-69　軸面のテーパーが一定であれば、支台歯の歯頸部を輪切りにした断面形態と咬合面部の外形がほぼ相似形となっている。

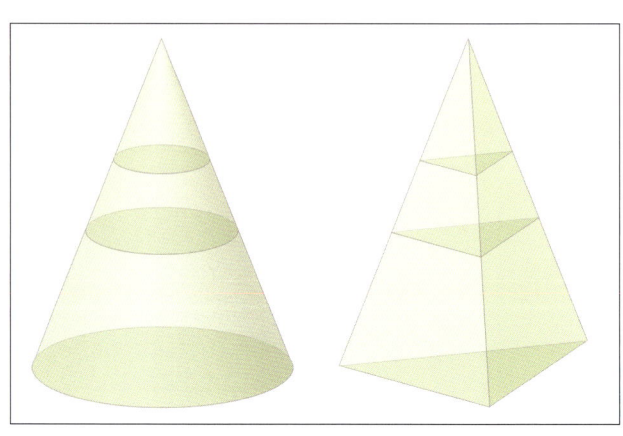

図2-70　円錐を水平に切断すれば、どの位置で切っても断面は円となっている。三角錐ならば底辺と相似形の三角形となっている。

もちろん歯肉辺縁の高さは部位によって若干異なり、それに合わせて形成辺縁部の高さも少し違ってくる。また小臼歯の場合は歯頸部が近遠心的に圧平されているので、支台歯が細くなりすぎないように頬舌面より近遠心面はややテーパーを小さくし、かつ形成マージンも削除量の少ないナイフエッジ型かライトシャンファー型として形成することが多い（図2-71、72）。したがって、

形成済み支台歯の歯頸部断面形態と咬合面外形は完全に一致するとまではいえないが、ほぼ相似形となるはずである。

もし咬合面部の外形が歯頸部断面の外形と相似形とはならず、いびつになっていたとしたら、軸面テーパーの角度が全周一定ではなくて、部位によってバラつきがあるということである（図2-73）。咬合面から見て仮に出っ張っている部分があるとしたら、そこだけ軸面テーパーの傾斜角度が不足しているか、極端な場合は逆テーパーになっていたり、アンダーカットが存在したりするということを意味する。逆に一部分が引っ込んでいるとしたら、そこだけ軸面テーパーの角度が強すぎるということを意味している（図2-74）。

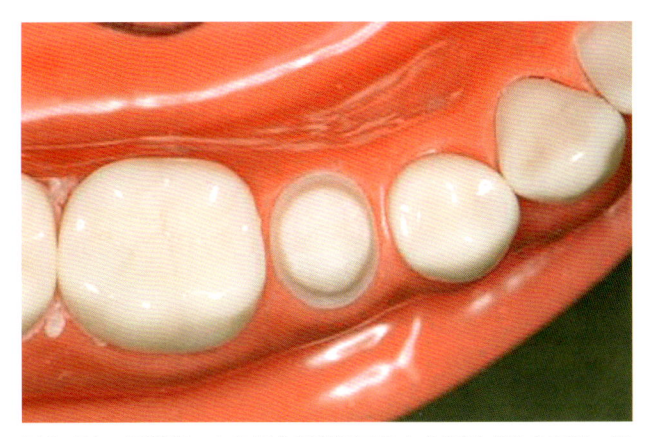

図2-71　下顎第二小臼歯全部鋳造冠の支台歯形成咬合面観。近遠心側は辺縁形態がライトシャンファーとなっているため、咬合面の外形が歯頸部を輪切りにした形態よりも頬舌的に圧平されている。

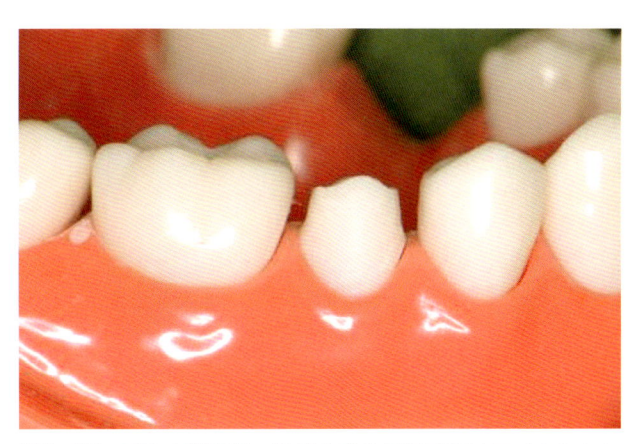

図2-72　同じく頬面観。近遠心面の辺縁形態はライトシャンファーとし、テーパーも頬舌側よりも弱くする。

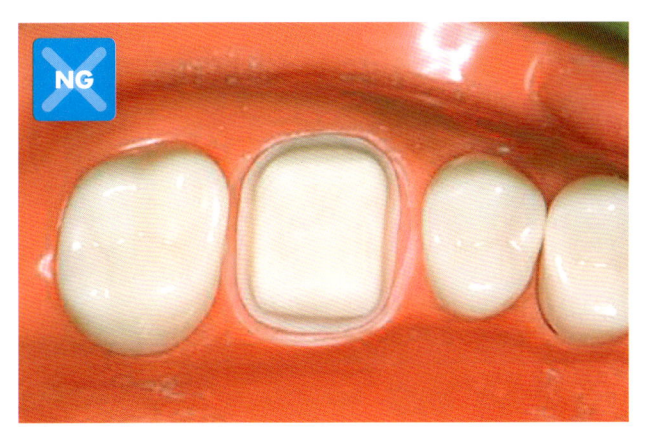

図2-73　咬合面部の外形が角張った長方形のようになっており、歯頸部を輪切りにした形態と明らかに異なる。

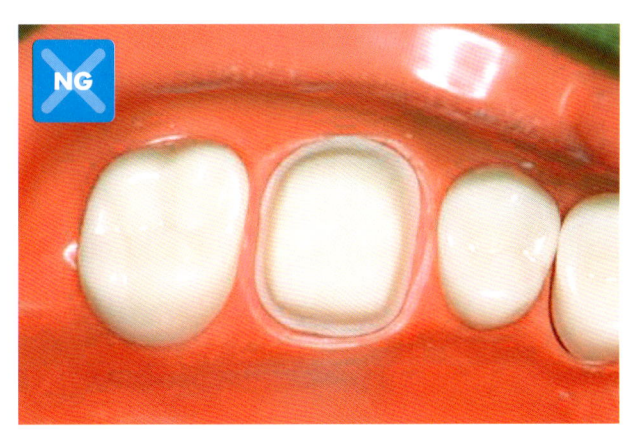

図2-74　歯頸部を輪切りにした断面形態と比べると、咬合面部の外形は近心頬側の隅角部が引っ込んでいて、遠心舌側の隅角は逆に出っ張っている。

CHAPTER 2

歯頸部を輪切りにした形を頭に入れよ

したがって、

支台歯形成がうまくなるためには、それぞれの歯について歯頸部を輪切りにした時の外形が、しっかりと頭の中に入っていなければならない。

口腔解剖学の教科書には、天然歯をいろんな部位で輪切りにした時の断面形態が図示してある。歯科の臨床においても解剖学は基本中の基本であり、支台歯形成を行うにあたっても歯頸部を輪切りにした時の外形は、覚えておかなければならない重要項目である。

図 2-75 〜 82 に代表的な臼歯を咬合面から見た時の歯冠外形と、歯頸部で切断して咬合面から見た時の外形を示す。最近はう蝕のない天然歯が入手しにくくなっているので、口腔解剖学の実習で使用している複製歯牙模型を使用し、解剖学的歯頸線すなわちセメント－エナメル境の約 1 mm 上で切断した。したがって厳密に言えば水平断ではなくて、切断面は曲面となっている。

たとえば上顎第一大臼歯について、咬合面から見た時の歯冠外形と歯頸部を輪切りにした時の外形とを比較してみる。特に注意して見てほしいのは、頬舌径と近遠心径の長さの比率である。歯頸部の断面では歯冠外形に比較すると、当然両方とも幅径が短くなってはいるが、頬舌径に対する近遠心径の比率が明らかに小さくなっているのがわかる。

下顎第一大臼歯でもこの傾向は一緒で、歯冠外形は頬舌径よりも明らかに近遠心径のほうが長いが、歯頸部断面の外形では、近遠心径が短くなって頬舌径とほとんど同じ程度になっている。

小臼歯ではこの傾向がさらに強くなり、上顎第一小臼歯を咬合面から観察すると、歯冠外形に比較して歯頸部断面の外形は近遠心的に圧平されて非常に細くなり、頬舌径の半分程度になっている。

下顎第二小臼歯でも同様の傾向が認められ、歯冠外形の咬合面観は角がとれた五角形に近い形態をなしているが、歯頸部断面の外形では明らかに近遠心的に圧閉された卵円形に近い形になっている。

このようなことが頭に入っていれば、支台歯形成で軸面を削除する場合に、どんなことに注意しなければならないか自ずとわかってくる。

たとえば小臼歯に対し全部被覆冠の支台歯形成を行う場合には、軸面を同じテーパーで形成すると近遠心面の歯質削除量が多くなるため、最終的にどうしても支台歯が細くなりやすい。したがって近遠心面は頬舌面よりもテーパーを少なめに形成するほうがよいということがわかる（図 2-83）。

また、生活歯の場合には近遠心面が歯髄に接近しやすいため、歯髄刺激には十分注意しなければならないということもわかる（図 2-84）。そこで近遠心面の削除量を少なくするためには、マージンの辺縁形態を通常のシャンファー型ではなく、ナイフエッジ型かライトシャンファー型とするほうが、理にかなっているという考え方もできるようになる（図 2-85）。

従来の成書では、ナイフエッジ型の辺縁形態は境界が不明瞭で鋸歯状になりやすいのが欠点と言われてきた。しかしながら適切に形成されたナイフエッジ型の辺縁は、形成面と元の歯面との境界に明瞭な角があり、きれいな線で全周を結ぶことができる（図 2-86）。

境界が不明瞭になったり鋸歯状となったりするのは、使用する槍状バーの側面と歯面との間に角度の差がない場合である。

なぜそのようなことが起こるのかといえば、初心者は歯頸部辺縁を形成する時に、マージンの位置は歯肉縁下 0.5mm ということに気をとられて、バーの角度にまで気が回らないため、それが微妙に変わってしまうからである。すると軸面が一定のテーパーのきれいな面とはならずに、辺縁に近い部分が曲面形態になってしまう（図 2-87）。結果として明瞭な角が現れてこないため、どこがマージンかわからないということになる。

したがって小臼歯の近遠心面のように辺縁形態をナイフエッジ型で形成したい場合には、支台歯の歯軸に対してテーパーが変わらないようにバーの角度を一定に保ったまま、先端が歯肉縁の三次元的な湾曲に沿って動くようにして、軸面を形成していくことが重要である。

歯頸部を輪切りにした時の外形を頭にいれて形成する

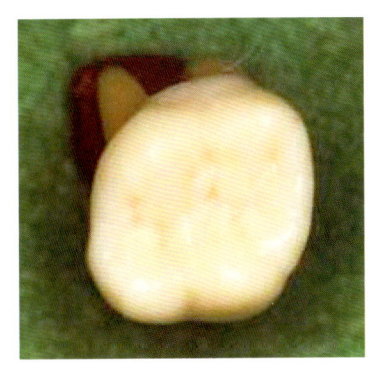

図2-75　上顎右側第一大臼歯の咬合面観。

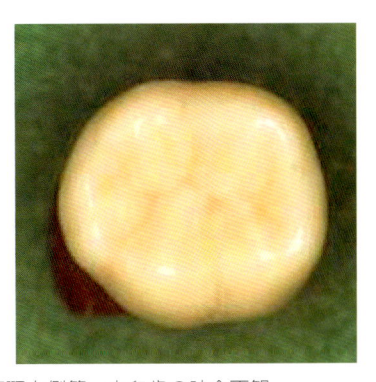

図2-77　下顎右側第一大臼歯の咬合面観。

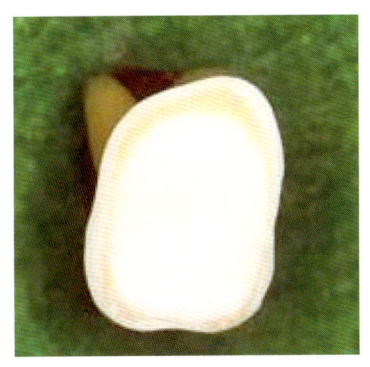

図2-76　上顎右側第一大臼歯の歯頸部を輪切りにした形態。歯冠外形に比べると頬舌径に対する近遠心径の割合が小さくなっている。

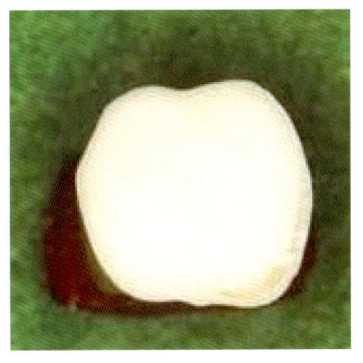

図2-78　下顎右側第一大臼歯の歯頸部を輪切りにした形態。やはり歯冠外形に比べると頬舌径に対する近遠心径の割合が小さくなっている。

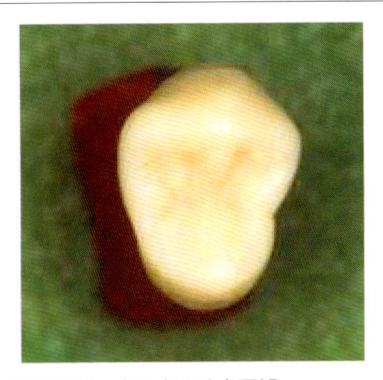

図2-79　上顎右側第一小臼歯の咬合面観。

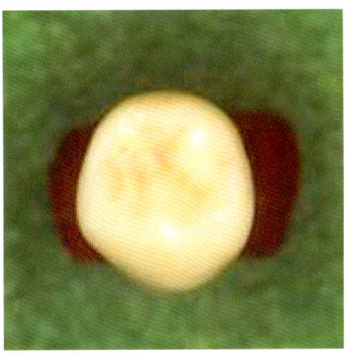

図2-81　下顎右側第二小臼歯の咬合面観。角を丸めた五角形のような形態をしている。

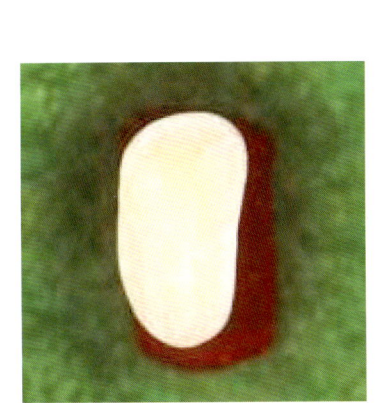

図2-80　上顎右側第一小臼歯の歯頸部を輪切りにした形態。歯冠外形に比べると近遠心的に圧平され、細長いへちまのような形態をしている。

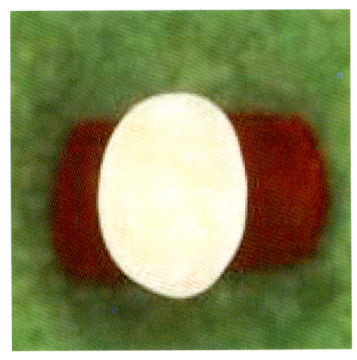

図2-82　下顎右側第二小臼歯の歯頸部を輪切りにした形態。歯冠外形に比べると、近遠心的に圧平された卵円形となっている。

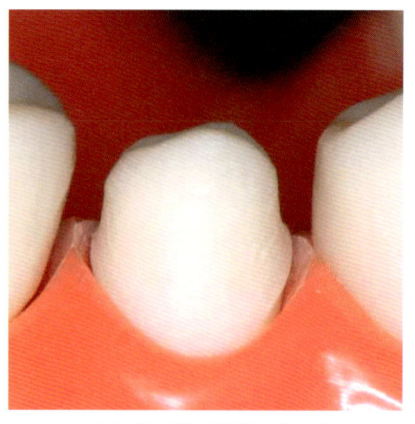

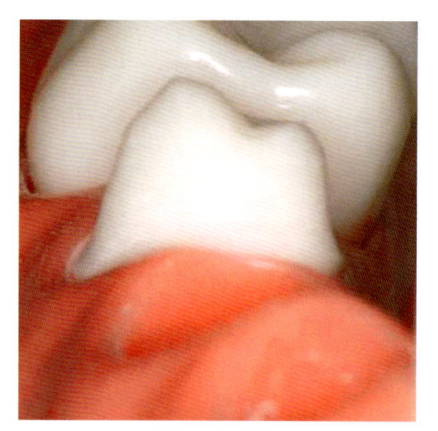

図2-83a、b 小臼歯は歯頸部が近遠心的に圧平されている。頬舌側と同じテーパーだと支台歯が細くなりやすいので、近遠心のテーパーはやや弱くする。

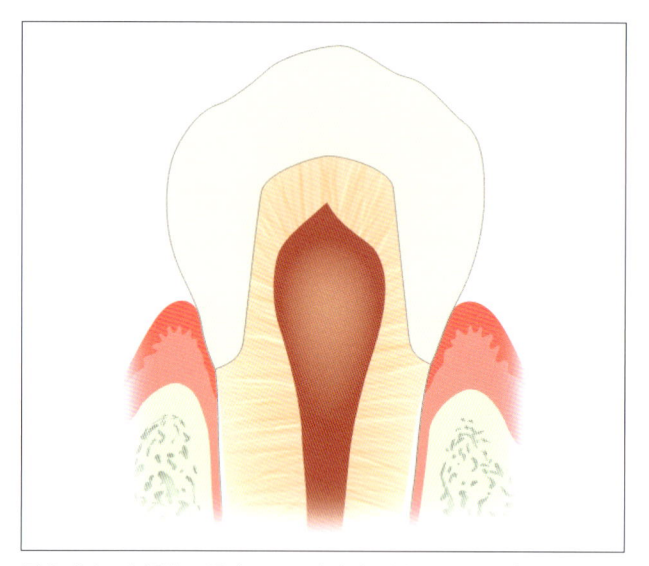

図2-84 生活歯の場合には、支台歯近遠心の軸面が歯髄に接近しやすい。

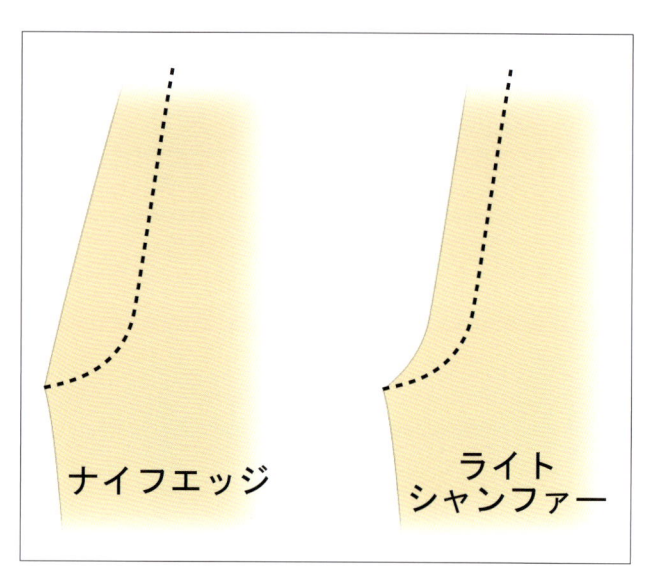

図2-85 近遠心の軸面削除量を少なくするには、辺縁形態をシャンファーではなくライトシャンファーかナイフエッジとする。

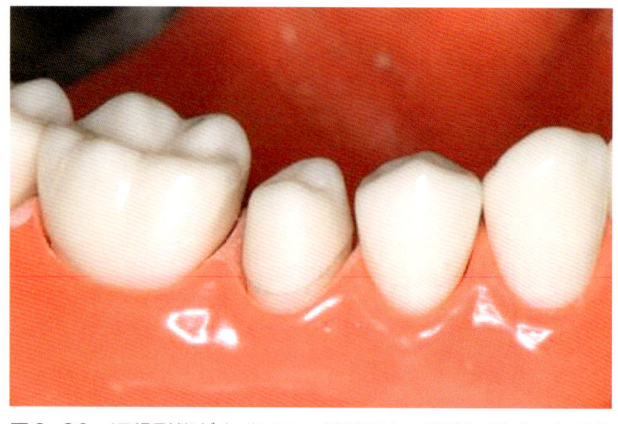

図2-86 辺縁形態がナイフエッジ型でも、適切に形成すれば歯面との境界には明確な角が現れるはずである。

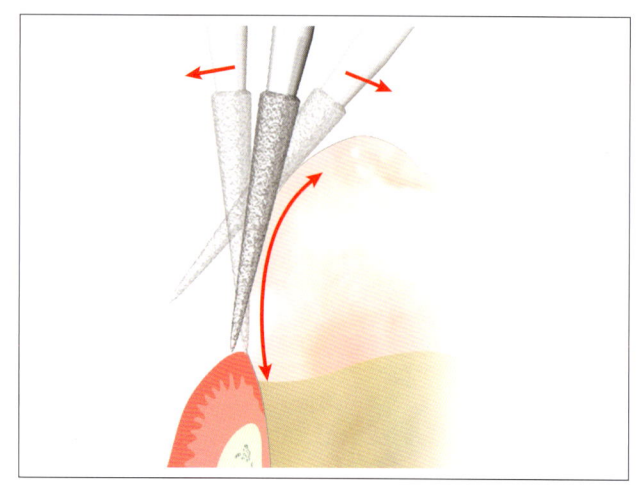

図2-87 歯頸部辺縁の修正でバーの角度が何度も変わると、形成マージンが丸くなってしまい、歯面との境界がわからなくなる。

図2-88に全部鋳造冠用の支台歯形成が終了した下顎第一大臼歯の咬合面観を示す。軸面のテーパーが適切であれば、このように全周にわたって形成辺縁と軸面が見える。また咬合面部の外形が、歯頸部の断面形態とほぼ相似形になっているのがわかる。

図2-89には初心者が陥りやすい悪い例を示す。咬合面から見ると軸面のうち近心面、頬側面、遠心面、舌側面それぞれが交わる隅角部が角張った長方形に近い形をしていて、形成辺縁部はこの角張った部分に隠れて見ることができない。すなわちこの部分は逆テーパーになっているということである。初心者の支台歯形成がどうしてこのような形態になりやすいかというと、軸面を形成する時に自分が切削している面だけに気をとられすぎて、他のことすなわち支台歯全体の形態にまで注意が及ばないことが大きい。

たとえば頬側なら頬側面だけを一生懸命形成するのであるが、夢中になっていて肝心な歯頸部の輪郭が頭の中から消えてしまい、バーを直線的に動かしてしまう（図2-90）。そして頬側が済んだら舌側、次に近心という具合にそれぞれの面を別々に分けて形成していく（図2-91）から、面と面が交わる部分に形成不足の角が残ってしまう（図2-92）。その隅角部を後で修正しようとすると、今度は形成辺縁の位置は歯肉縁下0.5mmで、かつ辺縁が鋸歯状にならないように明確なシャンファー形態に形成するということに気をとられて、バー先端の位置を気にするあまり軸面に当てる角度がおろそかになってしまう（図2-93）。結果として逆テーパーの部分やアンダーカットの部分が残ってしまうということになる（図2-94）。

このようなことを防ぐためには、

部分にとらわれるのではなくて、全体を見る能力を身につけることが重要である。

支台歯形成修了後の下顎第一大臼歯咬合面観

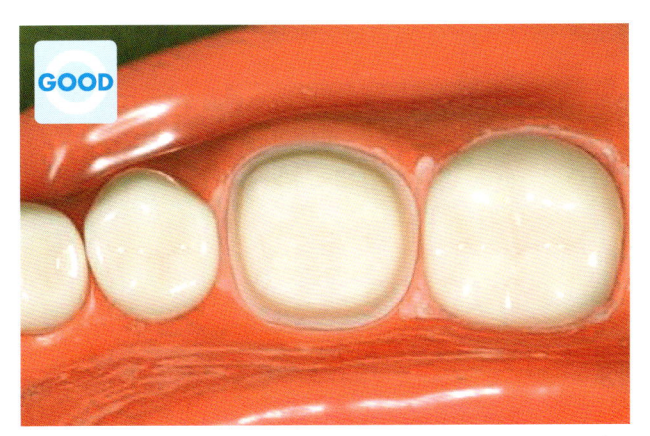

図2-88　支台歯形成が終了した下顎第一大臼歯。テーパーが適切であれば、全周にわたって形成マージンと軸面が見える。

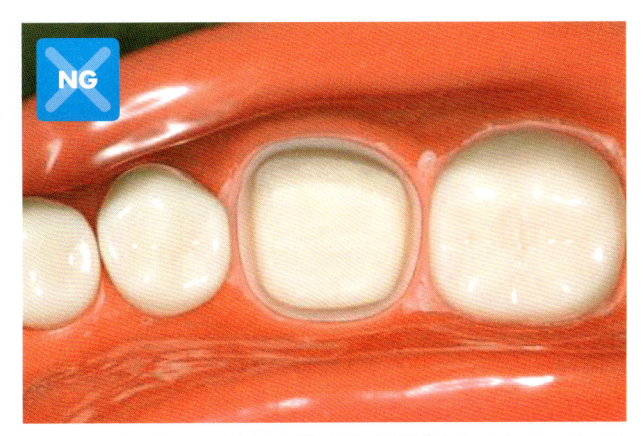

図2-89　頬舌面、近遠心面が平面的に形成されていて、それぞれが交わる隅角部の軸面が見えない。アンダーカットが残っている証拠である。

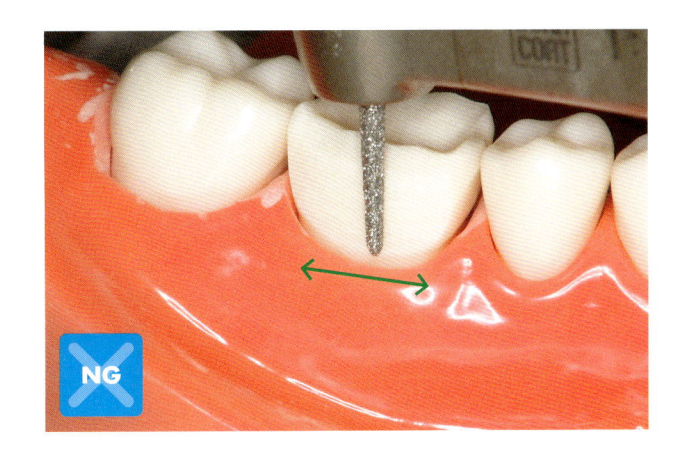

図2-90　下顎第一大臼歯頬側軸面の形成。初心者はバーを近遠心方向に直線的に動かしやすい。

CHAPTER 2

　支台歯形成を行う場合であれば、当該歯の解剖学的な形態と形成が済んだ時の最終的な支台歯の形態が、頭の中にイメージとしてでき上がっていなければならない。そのうえで具体的には、軸面を頬側、近心、舌側、遠心と分けて考えるのではなく、全体がつながった一つの面として考え、バーの角度を変えずに三次元的に思いどおりに動かすことができるように練習する必要がある。

　中でも大臼歯の場合には遠心面と舌側面が交わる隅角部は、逆テーパーになったりアンダーカットが生じたりしやすい。その理由ははっきりしていて、術者にとって一番見えにくいすなわち形成しにくい部位だからである（図2-95）。したがって支台歯形成が終了した時に、遠心と舌側の軸面が交わる隅角部は特に注意して確認する必要がある。

初心者が陥りやすい形成の過ち

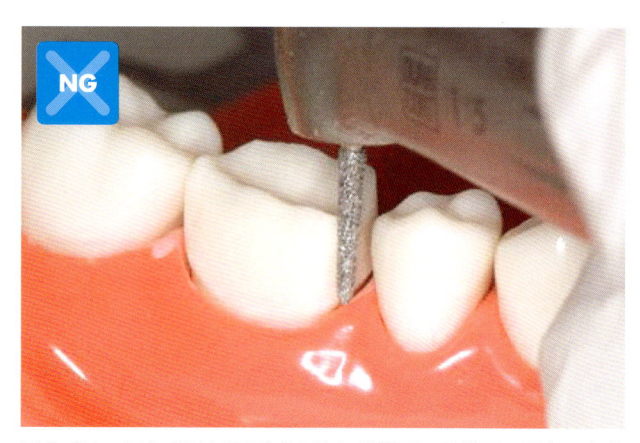

図2-91　初心者は軸面形成の時に頬側面、舌側面、近心面と分けて考え、その面だけに気をとられて平面的に形成してしまう。

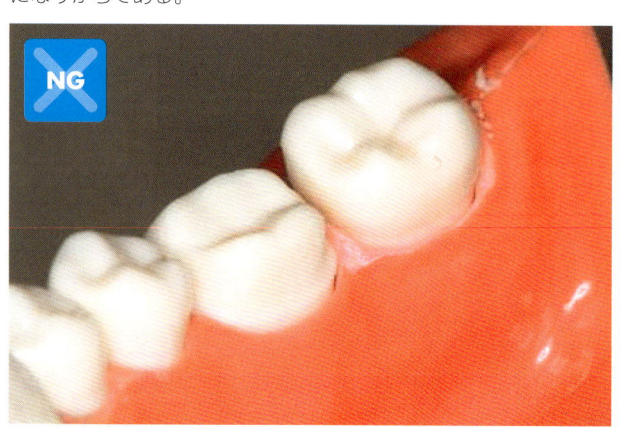

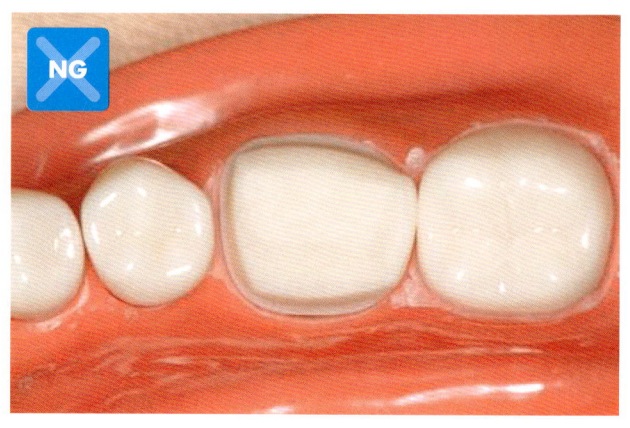

図2-92　頬側軸面、近心軸面、舌側軸面それぞれが交わる部分が角張って残ってしまう。

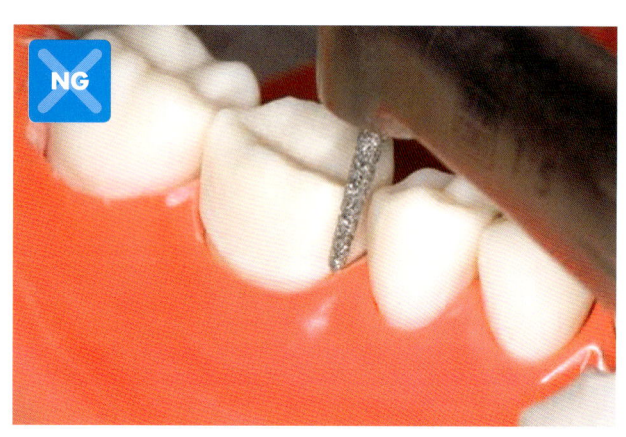

図2-93　角張った部分を落として滑らかにしようとする時、形成マージンの位置のみに気をとられると、バーの角度がおろそかになりがちである。

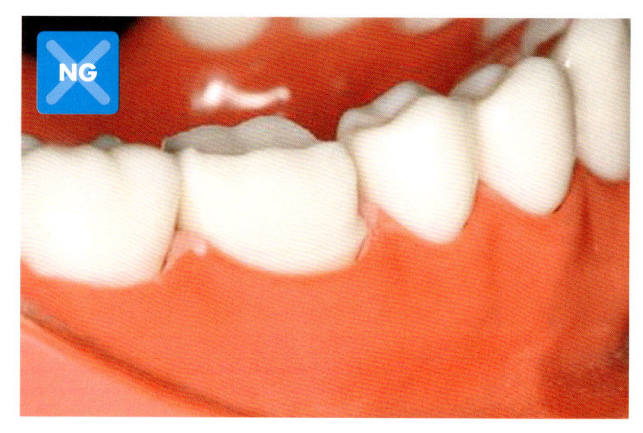

図2-94　近心頬側隅角部の軸面と形成マージンをよく観察すると、中央部が膨らんでアンダーカットになっているのがわかる。

図2-95　特に舌側面と遠心面が交わる隅角部は見えにくいため、軸面にアンダーカットが残りやすい。

④ 歯頸部辺縁の修正

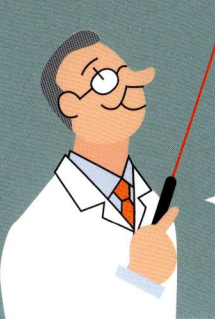

過不足のない修正が生体にやさしい形成となる

マージンの位置は歯肉縁下0.5mmに

　軸面形成が終了したら歯頸部辺縁の修正を行う。全部鋳造冠の歯頸部マージンの位置は、総論で述べたような理由により原則として歯肉縁下0.5mmに設定する。したがって

　軸面形成の段階では歯肉縁ギリギリで止めておいた形成辺縁の位置を、軸面テーパーを変えることなく歯肉縁下0.5mmとなるように、また辺縁形態が明確なシャンファータイプとなるように修正する。

　この歯頸部辺縁を修正する時の注意事項であるが、軸面形成が終了した段階ですでに支台歯の概形は完成しているので、シャンファー形成用のバー側面をその軸面に沿わせて、フェザータッチで角度を変えないように動かしながら、バー先端が歯肉縁下に少し入る位置まで形成辺縁を下げてやる（図2-96）。

　シャンファー形成の基本は、バー先端の中央部がちょうど形成辺縁となるように歯面に当てることであるが、慣れないと図2-97のようにバーを当ててしまい、歯質の切削量が不足してナイフエッジに近い形態になりやすい。

　このような状態ではバーの太さの大半が歯肉溝内にはみ出ることになり、内縁上皮を傷つけてしまう。その原因としては、一つにはやはり支台歯を平面的に見て形成することが挙げられる。具体的に言うと真横から支台歯を見ても、歯肉縁下のバー先端の三次元的な位置はわからないので、このようなことが起こりやすい。したがって何度も言うように、支台歯歯頸部を横からではなく斜め上から立体的に見て、バー先端と支台歯辺縁との位置関係を確認しながら形成することが重要である。

　もう一つ考えられるのは、

　健全歯質はなるべく削りたくないという歯科医師としての潜在意識がじゃまをして、形成量が少なくなりがちなことである。

形態修正の注意事項

図2-96　シャンファー形成用バーの側面を軸面に沿わせながら移動させ、先端が歯肉縁下0.5mmとなる位置まで下げてやる。
図2-97　辺縁の修正でこのようにバーを当ててしまうと、マージンがナイフエッジのような形態になってしまう。またバーの太さの大半が歯肉溝側にはみ出てしまうので、歯肉内縁上皮を傷つけやすい。

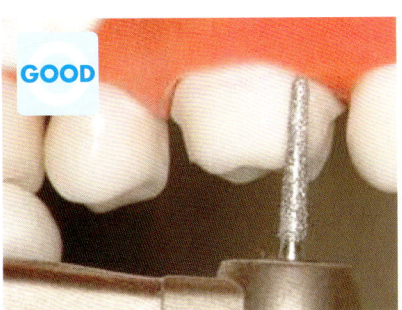

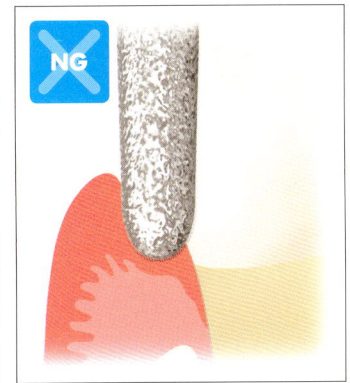

MIの考え方が主流を占めるようになってから、その傾向は強くなっているようで悪いことではないのだが、何事もいきすぎるとそれによる弊害が現れてくる。部分被覆冠の項目でも触れているように、接着ブリッジも最初はできるだけ歯質の削除量を少なくしようということで、欠損側のエナメル質だけをわずかに切削するような支台歯形成から始まったが、時間の経過とともに脱落する症例が多くなった。そこで現在では、接着ブリッジといえどもしっかりとした支持形態や保持形態を付与するという考え方に変わってきている。したがってバー先端の中央部が形成辺縁にくるというシャンファー形態の基本を常に念頭に置いて、歯頸部辺縁の修正を行うことが重要である。

　またこれとは逆に、

　バーが軸面歯質の側に深く入り過ぎてシャンファーの幅が広くなり、形成辺縁が図2-98のような状態になっていることがある。

　この場合には形成マージンに遊離エナメルが残る可能性が高い。原因の一つとしては、やはり支台歯を平面的に見て形成してしまうことが挙げられるが、他にバーの歯面への接触圧が強すぎることも考えられる。歯頸部辺縁の修正では、すでに支台歯はほぼ形成済みであり、歯肉縁上で止めておいた形成マージンを歯肉縁下0.5mmにまで下げてやるだけでよいので、歯質を多く切削する必要はない。したがってバー側面を形成済みの軸面に沿わせて動かしながら、バー先端と辺縁部を三次元的に観察してフェザータッチで行うことが肝要である。

　それから、

　形成辺縁が歯肉縁下0.5mmというのは厳密な数値ではなく、あくまでも一つの目安である。重要なのは歯質が口腔内に露出しないよう、上皮付着を傷つけない範囲で、全周が歯肉縁下にわずかに入った位置に設定するという考え方である。したがってそれが0.3mmであっても0.7mmであってもまったく構わない。

　ところで実際の臨床では、歯肉の退縮が著しく歯根が露出しているような症例に遭遇し、クラウンマージンの位置をどこに設定するか迷うことがある（図2-99）。そのような歯の支台歯形成で、無理にクラウンマージンの位置を歯肉縁下に設定すると、歯冠長が極端に長くなり適切なテーパーで形成するのが難しくなったり、形成辺縁が脆弱なセメント質の範囲になったりしてしまう。したがって原則としては、形成辺縁の位置を思い切って歯肉縁から1mm以上上方に離して、しっかりしたエナメル質の範囲に止めるべきであろう。しかしながら、露出した歯根面がすでにう蝕に罹患している症例も多く、被覆せざるを得ないこともあるのでケースバイケースで判断しなければならない（図2-100）。

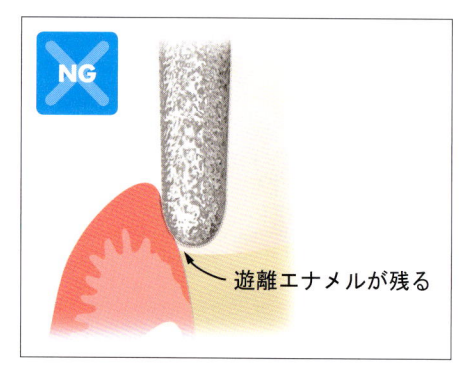

図2-98　逆にバーが歯面に深く入り過ぎてこのような状態になると、辺縁部に遊離エナメルが残りやすい。

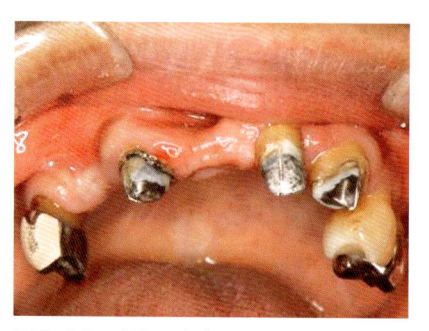

図2-99　実際の臨床では、支台歯周囲の歯肉退縮が著しく歯根が露出している症例も多い。

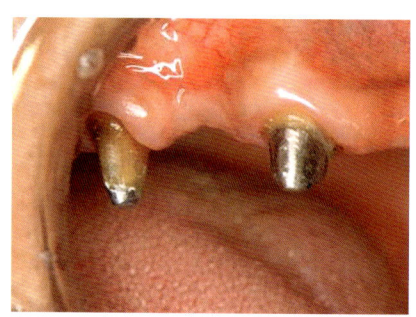

図2-100　5⏌の露出した歯根部にもう蝕が認められたので、形成マージンは歯肉縁下0.5mmの位置とした。

⑤ 仕上げ

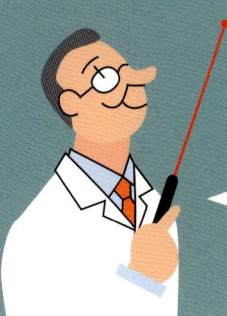

仕上げの完成度が後の技工操作・良好な予後の達成に響いてくる

支台歯の鋭利な角はすべて落とす

　歯頸部辺縁の修正が終了したら、最後の仕上げを行う。これには形成時に残った鋭利な角を落として丸めること、形成面の粗い傷を取り除いて滑らかにしてやることが含まれる。

　支台歯に鋭利な角が残っていると、模型にしてワックスアップなどの技工操作を行う際に、摩滅させてしまうおそれがある。また鋭利な部分は鋳造体も適合しにくくなるので、丸めておくのがよい。具体的には咬合面と軸面との隅角部がこれに該当する。この時は図2-101のように軸面形成と同じシャンファー形成用のバーを用い、バーの角度を傾けて側面を隅角部に当て角度を変えながら角を丸めていく。ただ頬舌側軸面と咬合面が交わる隅角は丸めるのも容易であるが、隣接面軸面と咬合面が交わる隅角を丸める場合に、バーの当て方を誤ると隣在歯を傷つけてしまうおそれがあるので注意しなければならない。場合によっては図2-102のような短くて小型のバーを使用するのも一法である。

　次に、

　形成面の仕上げにはタービンではなくマイクロモーターを用い、コントラアングルハンドピースに微粒子のダイヤモンドバーやカーボランダムポイントを付けて、5,000rpm程度の低速回転で形成面をなぞるように移動させ、残っている粗い傷を取り除いてやる（図2-103）。

　使用する切削工具の砥粒粒子が細かくなれば、形成面の粗さが滑らかになるのは当然であるが、従来の研究によれば同じ切削工具を使用した場合でも、低速回転で切削したほうが高速回転で切削するよりも表面粗さの値は小さくなる。このマイクロモーター用コントラアングルハンドピースにはカーボランダムポイントやスチールバーを使用する従来型のものと、タービン用のダイヤモンドバーが使用できるＦＧ（Friction Grip）コントラアングルハンドピースがある。従来型のものでは、隣接面部など狭い部位まで入る適当な形態のカーボランダムポイントがないし、その構造からしてＦＧコントラのほうが軸のぶれは少ないのでダイヤモンドの粒子が細かいＦ（Fine）タイプや、ＳＦ（Super Fine）タイプのバー（図2-104）を取り付けて、形成面の仕上げに使用するとよい。

　支台歯の表面をどの程度まで滑らかにしてやるべきかという問題については、クラウンの保持力と適合性という二つの面から考えなければならない。

　これまでの研究によれば、一定の範囲内（ダイヤモンドバーを使用して高速切削した時の切削面程度）では、保持力に関しては粗いほうが大きな値を示しており、適合性に関しては滑らかなほうが優れた値となっている。ただ保持力は、テーパーや歯冠長、使用するセメントの種類など他にたくさんの因子が関係しており、表面粗さのみで決めつけることはできない。臨床では他にも印象材や模型材で支台歯表面の粗さをどこまで再現できるかといった問題もあり、実際には微粒子のダイヤモンドバーかカーボランダムポイントを使用して、低速回転で形成面を滑らかにする程度が適切であろう。

CHAPTER 2

仕上げのコツ

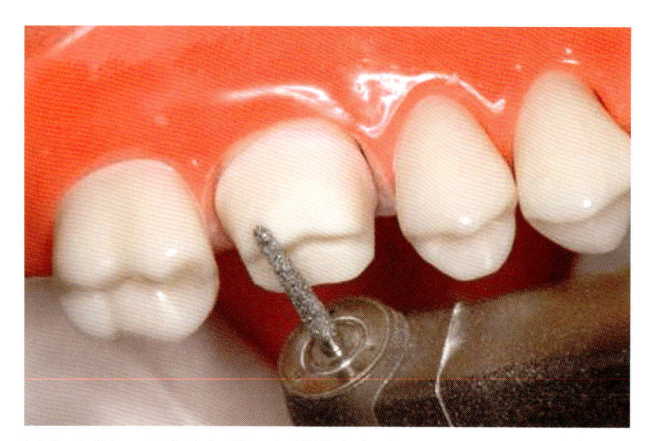

図2-101　支台歯に残った鋭利な角は、シャンファー形成用のバーで丸めておく。

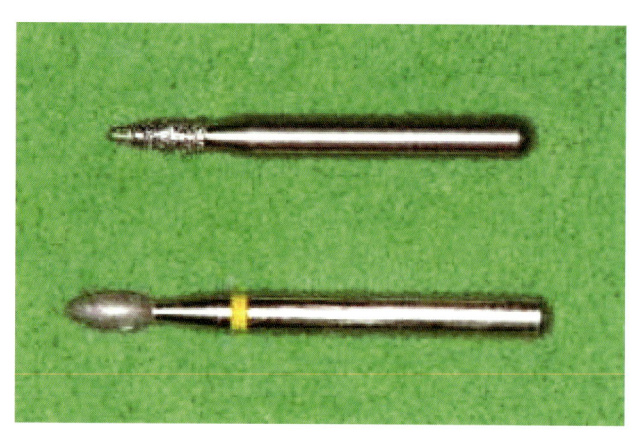

図2-102　隣在歯との間が狭い時には、このような小型のバーを使用するのも有効である。

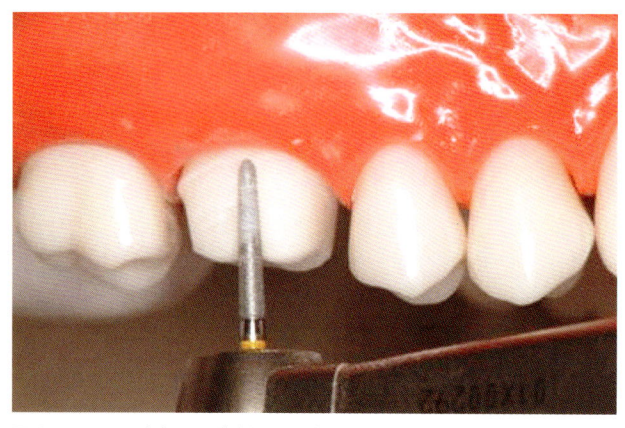

図2-103　形成面は微粒子のダイヤモンドバーを低速回転で用いて滑らかにしてやる。

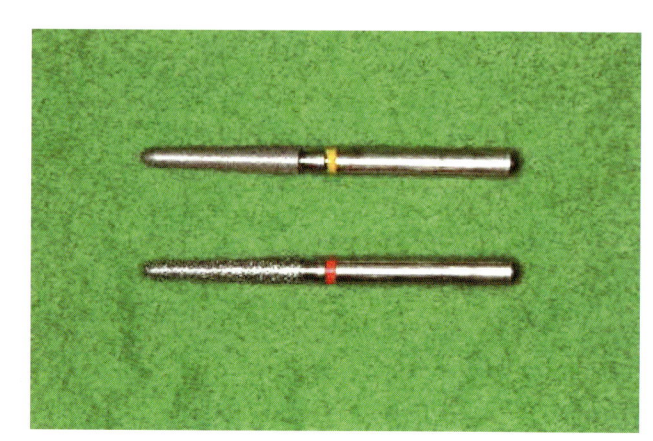

図2-104　形成面の仕上げに用いる微粒子のダイヤモンドバー。

CHAPTER 3

前装鋳造冠の支台歯形成
テクニカルアドバイス

CHAPTER 3

前歯と小臼歯で若干の違いあり

　前装鋳造冠は審美性が要求される部位に適用される歯冠補綴装置である。現在は臨床で陶材焼付鋳造冠とレジン前装鋳造冠の二種類が応用されているが、支台歯形態は基本的にはほぼ同じと考えてよい。

　最近はメタルフリーの考え方から、オールセラミッククラウンを応用する症例も徐々に増えてきてはいるが、前歯部ではレジン前装鋳造冠が保険診療に採用されていることもあり、審美的な歯冠補綴装置の中での比率はまだ圧倒的に多い。本章では前装鋳造冠の支台歯形成について、基本的な手技を前歯の形成で解説し、上顎小臼歯の形成で若干の相違点について述べる。

① ＜前歯＞切縁の削除

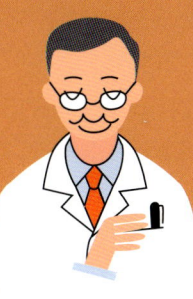

露髄しない削除量の決め方には「根拠」がある

歯種によって異なる歯冠長、適切な削除量をどうたたき出す？

　前装鋳造冠も全部鋳造冠と同じように、実際の臨床で生活歯に単独で装着する機会は著しく減ってきている。しかし生活歯であっても歯冠の広範囲に充填物があり、変色して審美障害を起こしていたり、二次う蝕に罹患していたりする場合もあって、前装鋳造冠の適応となる症例もある（図3-1、2）。

　歯冠形態がほぼそのまま残っている前歯に前装鋳造冠の支台歯形成を行う場合には、最初に切縁部の削除を行う。

　この切縁部を削除する際、従来の成書では、まずテーパードシリンダー状のバーを使用して、数か所深さ1.5～2.0mmのガイドグルーブを入れ、次にこのガイドグルーブ間に残った歯質を削除する。

　この時、切削面は歯軸に対して直角ではなく、バーを舌側に約45°傾斜させて斜めに切削すると記載されている（図3-3）。これは上下顎前歯の切縁どうしで噛んだ場合、咬合力の加わる方向とそれに対する抵抗を考慮してのことである。ただ最終的に仕上げの段階で切縁部の角は丸めるので、この角度についてはそれほど神経質になる必要はないと思われる。

　切縁部の削除量を一定にするのにはその方法でよいのであろうが、

　歯種によって歯冠長は異なる。したがって切縁の歯質削除量も違ってくるのが妥当と考えられるが、このことについて理論的に明確に述べている成書は少ない。

　切縁部の削除量はクラウンの保持力、審美性、生活歯

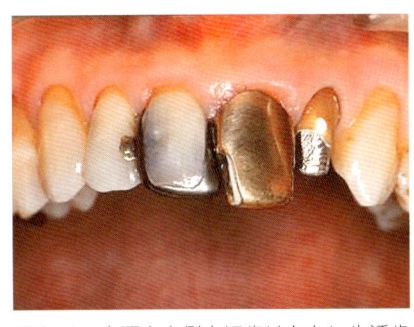

図3-1　上顎左右側中切歯はともに生活歯であるが、患者の希望により陶材焼付鋳造冠で補綴することとした。

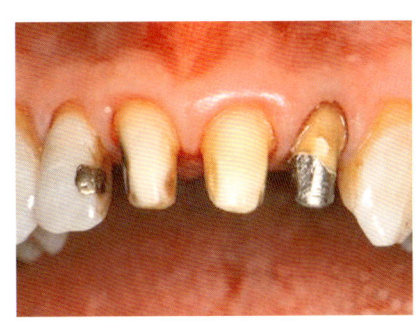

図3-2　支台歯形成が終了した状態。

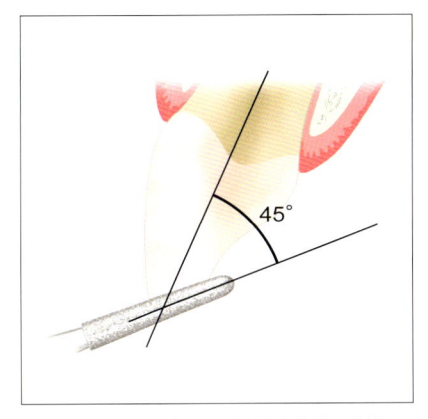

図3-3　上顎前歯の切縁部は歯軸に対してバーを歯軸に直角ではなく約45°傾けて削除する。

であれば歯髄への刺激などに影響を及ぼす因子であり、前装鋳造冠の支台歯形成では重要な問題となる。たとえば審美性に関しては、前歯部クラウンのシェードテイキングを行う場合、通常歯冠を上下的に3分割、幅を3分割合わせて9分割して観察することが推奨されている（図3-4）。中でも自然観のある色調を回復するためには、切縁部付近の透明感を再現することが重要である。

前装材で透明感を再現するためには、当然ながら金属の裏打ちがないほうが望ましい。陶材焼付鋳造冠であれば切縁部は陶材のみで回復するので、審美性を重視するならば切縁部は歯冠長の1/3程度を削除したいところである（図3-5）。しかしながら金属の裏打ち、すなわち補強のない前装部は、咬合力が加わった時に破折しやすい。そのためレジン前装鋳造冠では切縁は金属で回復するのが原則である。また、支台歯の歯冠長が短くなれば、その分だけクラウンの維持力は低下するし、生活歯の場合には歯髄刺激や極端な場合には露髄する危険性も伴う（図3-6）。露髄を避けるためには、切縁からどの程度まで削除しても安全なのであろうか？

露髄を避けるための安全な削除量は？

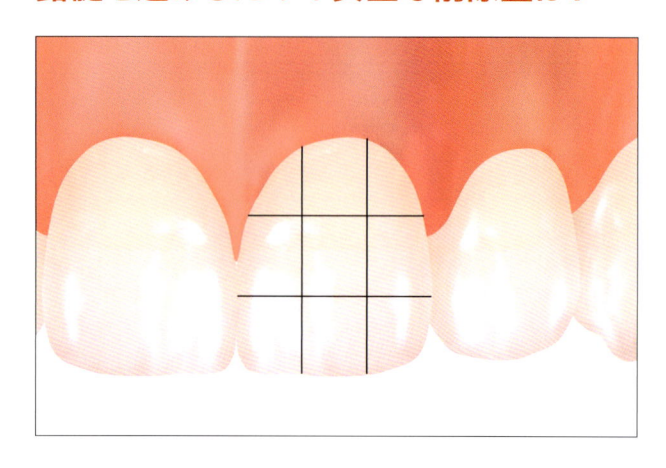

図3-4　前歯のシェードテイキングの際は、歯冠を上下左右それぞれ3分割して行うのが基本である。

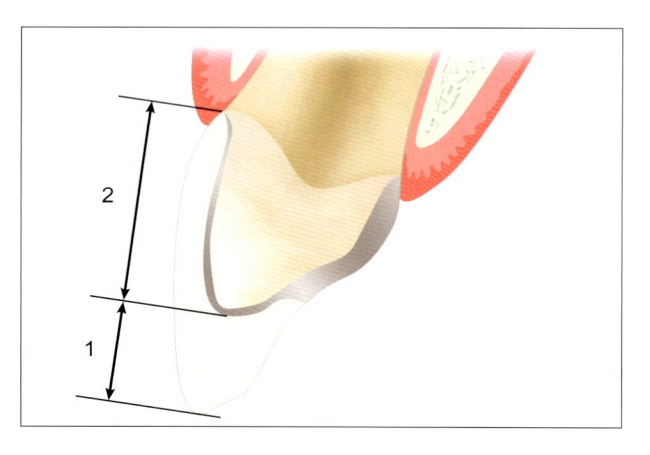

図3-5　審美性だけを重視すると、透明感を再現するため切縁側1/3にはメタルのバッキングがないほうが望ましい。

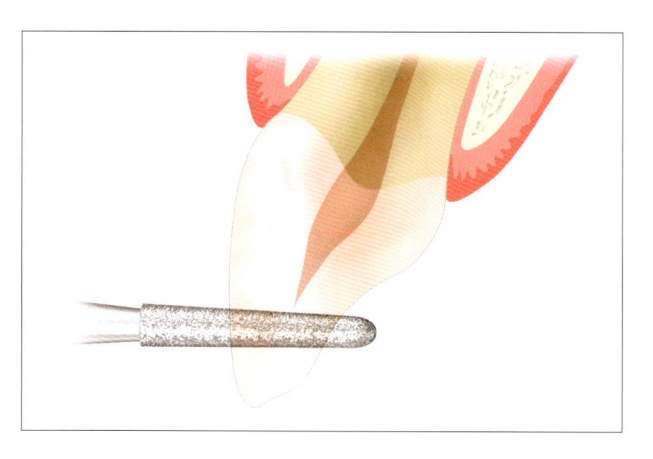

図3-6　切縁を落としすぎると露髄する危険性がある。

前装鋳造冠の支台歯形成
テクニカルアドバイス

　結論から言うと、前歯部の支台歯形成では切縁部を歯冠長の約1/4削除して、最終的に元の歯冠長の3/4の長さとするのを基本とする。

　具体的な方法としては歯冠長のちょうど中央部に一本線を引き、次にその線と切縁との中央部にさらにもう一本線を引いて、その線を目安にガイドグルーブを入れて、削除すればよいということになる（図3-7〜10）。

　ただし、元の歯冠長の3/4という値は、支台歯形成が済んだ状態でのことをさしているので、最初に切縁を削除する時には修正分の余裕をみて、これよりやや少なめ（0.5mm程度）に削除しておくのがよい。

　上顎中切歯を例にとると、解剖学の成書によれば日本人の歯冠長は平均約11mmなので、最初に切縁を削除する時は2.2mm程度とし、最終的に支台歯形成が済んだ段階では2.7mm程度削除されていればよいということになる。

　さてその理由であるが、だいぶ以前に上顎中切歯と上顎犬歯について、抜去歯を用いて歯髄の存在位置を詳細に分析、検討した論文がある。図3-11、12のように歯軸に直交する面で歯冠部を切縁に近い位置から順に輪切りに切断した時、どの位置で歯髄に到達するかを観察

切縁の削除量の決め方

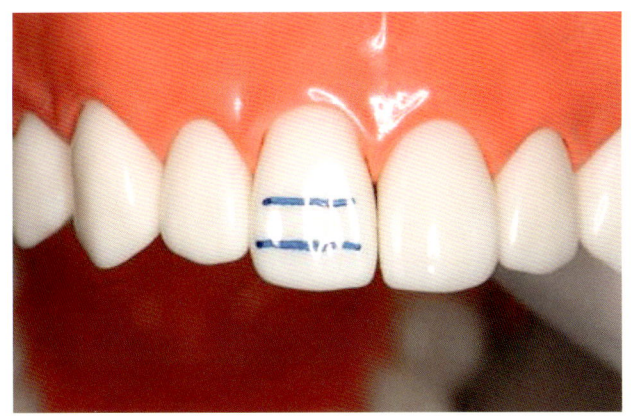

図3-7　切縁は最終的に歯冠長の1/4を削除するのが基本となるため、歯冠長の中央部に一本線を引き、その線と切縁との中央部にもう一本線を引く。

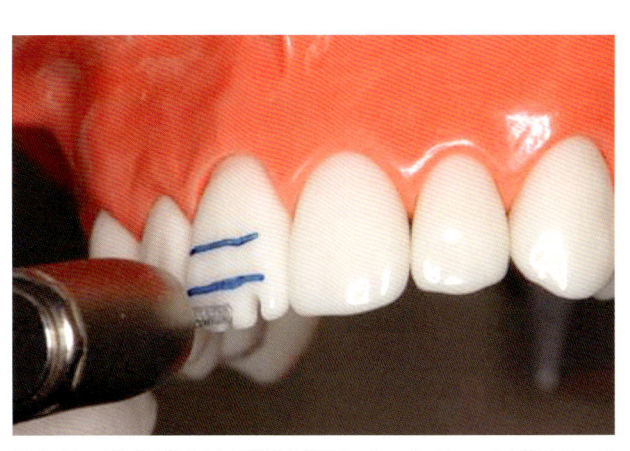

図3-8　歯冠長の1/4の線を目安に、シャンファー形成用バーでガイドグルーブを入れる。

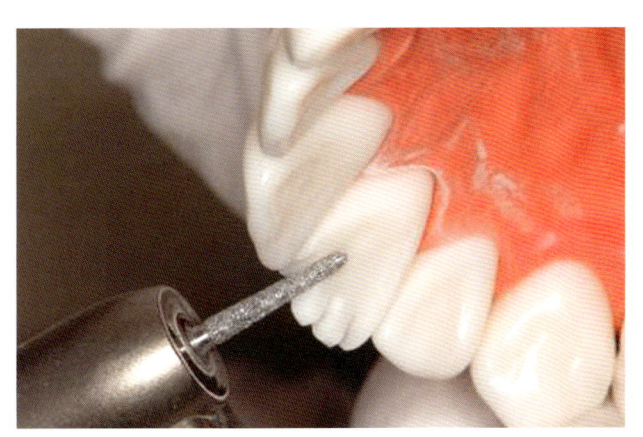

図3-9　ガイドグルーブ間に残った歯質を、バーを舌側に約45°傾けた角度で削除していく。

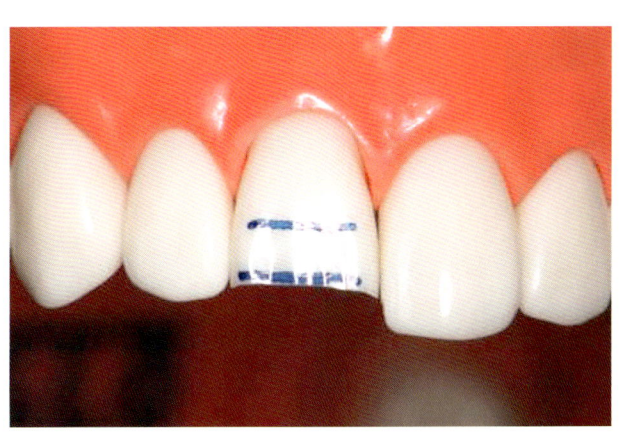

図3-10　切縁部の削除が終了した状態。後の修正分を見込んで歯冠の1/4の線よりも切縁側で止める。

したものである。

その研究によれば歯冠長を上下的に均等に4分割して、切縁側1/4の位置で切断した場合、歯髄が実在していた症例は0％であった。さらにそこから残った3/4の歯冠長の1/9の量を削除しても、歯髄実在率は上顎中切歯で0％、上顎犬歯で3％であったと報告されている（表3-1、2）。

他にエックス線写真により歯髄腔の形態を調べた研究もあるが、

いずれも歯冠長の切縁側1/4の範囲には歯髄は存在していなかった。

したがって前歯部の生活歯に前装鋳造冠の支台歯形成を行う場合には、切縁から歯冠長の1/4の歯質を削除しても露髄の危険はないといってよい。これが切縁部を天然歯冠長の1/4削除するという根拠である。

ただしこれは解剖学的歯冠、すなわちセメント-エナメル境から切縁までの距離の1/4ということであり、切縁部が咬耗している症例や歯肉が退縮して歯根が露出している症例などでは、臨床的歯冠長の1/4を削除すると多すぎることにもなるので注意する（図3-13）。

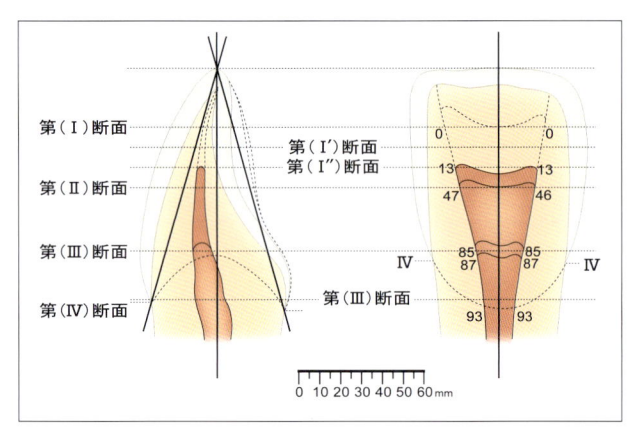

図3-11　上顎中切歯の基準断面（飛奈、1958）。

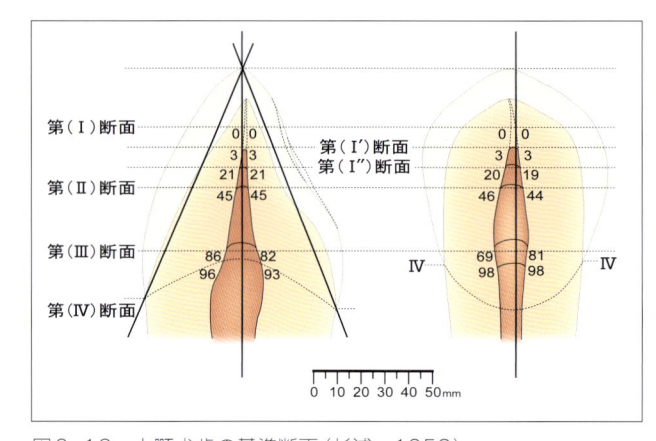

図3-12　上顎犬歯の基準断面（杉浦、1958）。

図3-13　歯根が露出しているような症例では、切縁部を臨床的歯冠長の1/4落とすと多すぎる。

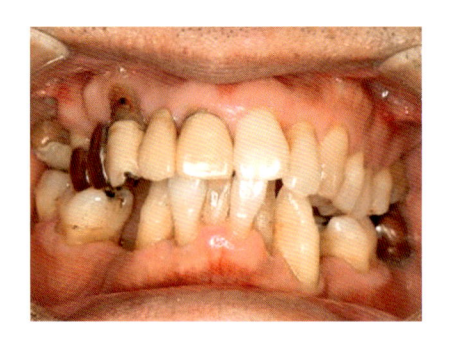

表3-1　上顎中切歯における歯髄の位置（飛奈、1958）。

	歯髄存在可能頻度	歯髄実在頻度
第Ⅰ断面	10％	0％
第Ⅰ′断面	28％	0％
第Ⅰ″断面	78％	13％
第Ⅱ断面	100％	47％
第Ⅲ断面	100％	85％
第Ⅳ断面	100％	89％

表3-2　上顎犬歯における歯髄の位置（杉浦、1958）。

	歯髄存在可能頻度	歯髄実在頻度
第Ⅰ断面	7％	0％
第Ⅰ′断面	39％	3％
第Ⅰ″断面	65％	21％
第Ⅱ断面	78％	46％
第Ⅲ断面	100％	93％
第Ⅳ断面	100％	100％

無髄歯の場合の削除量

　ところで実際の臨床で前装鋳造冠の適応となる症例は、無髄歯のことが圧倒的に多い。しかも歯冠がほとんど崩壊していて、支台築造を必要とする場合が多い（図3-14）。このような症例で支台築造を行う場合に、メタルコアにしろレジンコアにしろ高さをどの程度に設定すればよいのか迷うことがある。隣在歯や反対側同名歯が残っている場合であればその高さを参考にすることができるが、孤立歯だったり、連続する多数歯にわたっての支台築造が必要だったりする症例では、支台歯の周りに高さの基準となるものがない（図3-15）。

　このような時に、前歯部支台歯の高さは元の歯冠長の3/4が基準であるということが頭の中に入っていれば、作業模型上で築造体のワックスパターンを製作したり、ＦＲＰポストを併用したレジン築造体を製作したりする際に、高さを決定する基準になるので迷わなくてすむ（図3-16）。

無髄歯の削除量の決め方

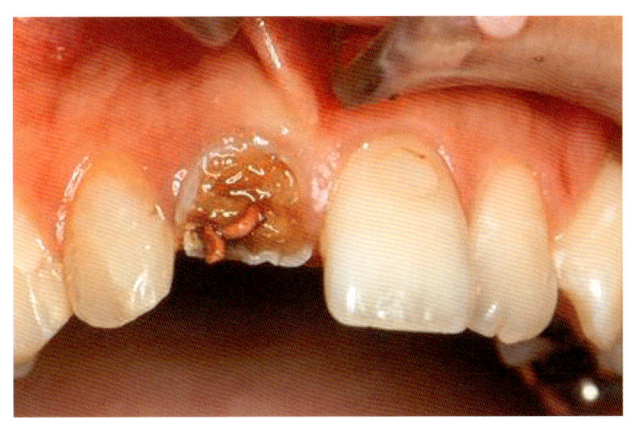

図3-14　実際の臨床では、前装鋳造冠の適応は失活歯で歯冠が崩壊している症例が圧倒的に多い。

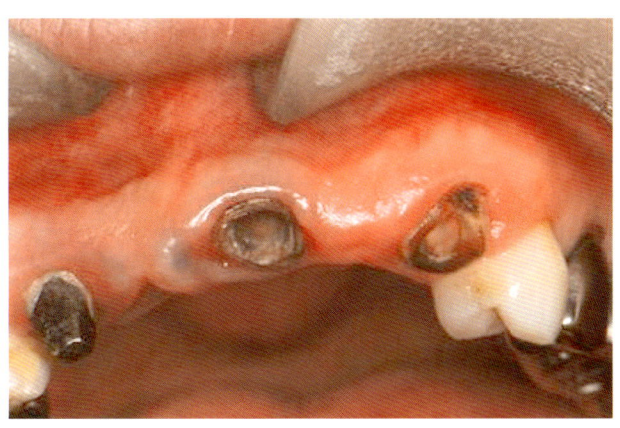

図3-15　前歯部を数歯にわたり補綴する必要があり、かつ歯冠が崩壊している症例では、支台築造で高さをどの程度にすればよいか迷うことがある。

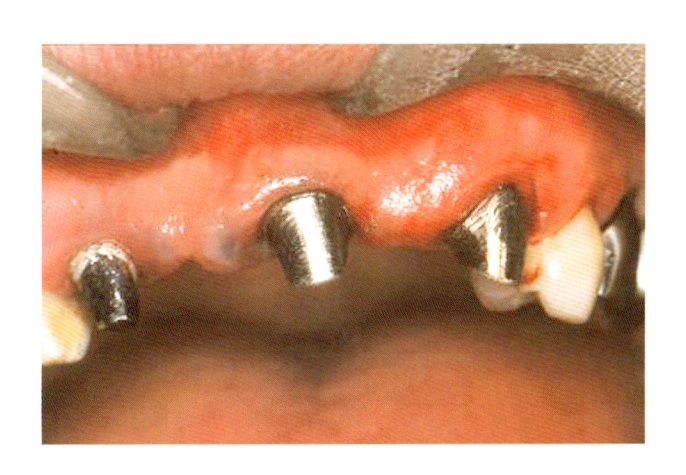

図3-16　元の歯冠長の3/4を支台歯の高さの基準とすればよい。

② ＜前歯＞唇側面の形成

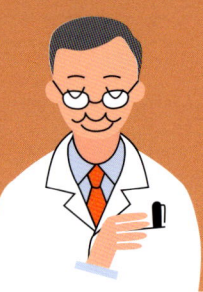

この削除量で審美性に大きな違いが

自然感を再現するには、十分な前装材の厚さが必要

　切縁部の削除が済んだら唇側軸面の形成に移る。この部分の削除量は前装鋳造冠にとって重要な審美性に大きくかかわってくる。すなわち、クラウンの唇面は内側にメタルフレームがあって、その外側に陶材を焼き付ける、またはレジンを重合させるため、歯質の削除量によって前装材の厚さがどれだけ確保できるかが決まってくる。

　自然感のある色調を再現するためには、当然のことながら十分な前装材の厚さが必要となる。

　使用する金属の色や術者（歯科技工士）の技量にも関係するが、理想的には前装材の厚さが1.0mmは必要と言われている（図3-17）。

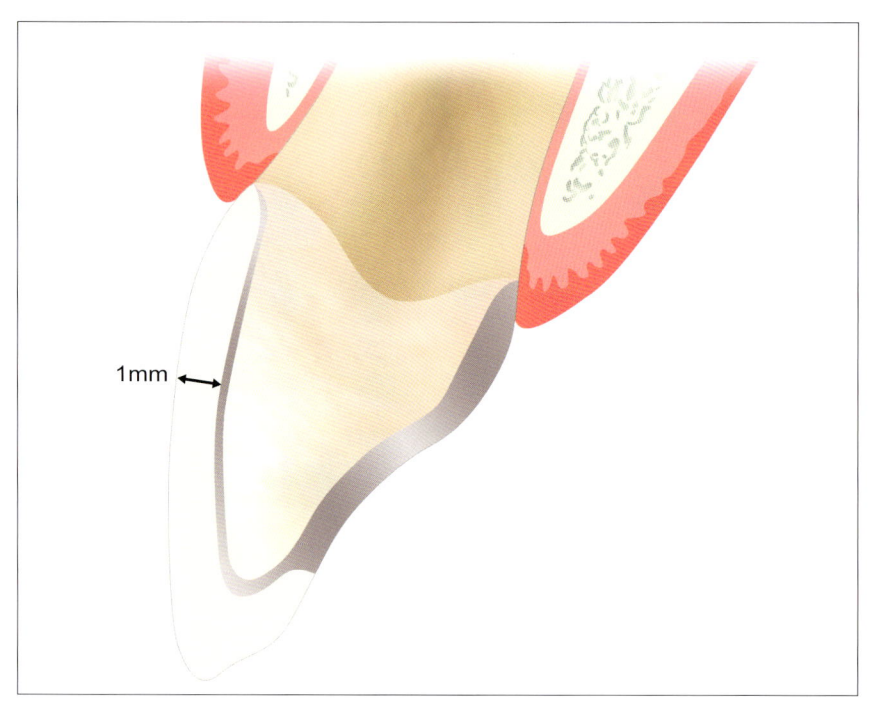

図3-17　前装鋳造冠で自然感のある色調を再現するためには、前装材の厚さが1.0mmは必要と言われている。

前装鋳造冠の支台歯形成
テクニカルアドバイス

したがって、金属の厚さと合わせると陶材焼付鋳造冠ならば1.3mm程度、レジン前装鋳造冠ならば機械的維持装置の分が加わるので1.5mm程度の厚さが必要となり、その分だけ歯質を削除しなければならない。

ただ初心者に間違えてほしくないのは、唇側歯頸部マージンのショルダー幅をこれだけ確保しなければならないということではない。

天然歯の歯冠は前歯でも臼歯でも歯頸部よりも上は豊隆していて、萌出程度により若干の差はあるが、歯頸部の形成辺縁の位置はその豊隆部よりも下にくる。つまり適切なテーパーで軸面形成を行えば、この豊隆部分の歯質削除量は必然的に歯頸部マージンよりも多くなる（図3-18）。また自然観のある色調を再現するために重要なのは、歯頸部よりも歯冠中央から切縁にかけての部分であるといってよい。したがって

歯頸部マージンのショルダー幅は上記の値よりも小さな値、具体的には0.8～1.0mm程度となるのが普通である（図3-19）。

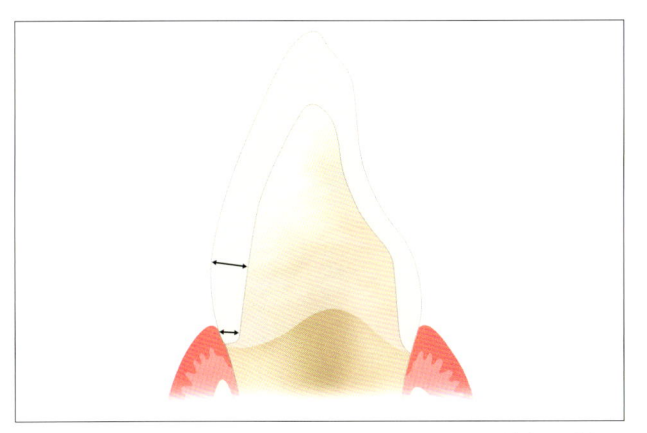

図3-18　歯冠の中央部は歯頸部辺縁よりも歯質の削除量が多くなる。

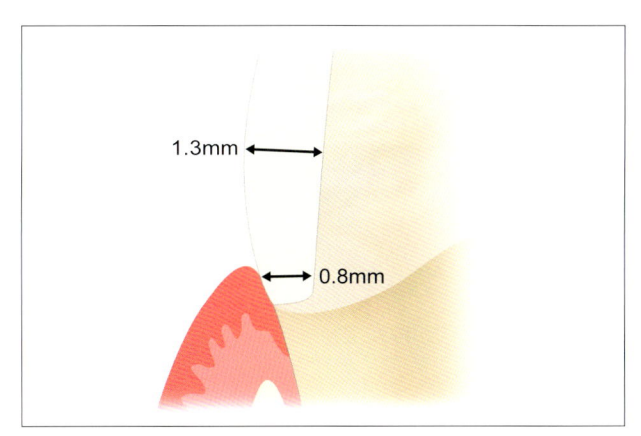

図3-19　歯頸部マージンのショルダー幅は、色調再現のために必要とされる削除幅より狭くてもよい。

日本人ならではの薄い歯質を露髄させないためには

しかしながら前歯部の生活歯でこれだけの量の歯質を削除すると、俗にシャベルティースと言われているように、欧米人に比べ薄い日本人の前歯では、犬歯ならばまだしも切歯では露髄する可能性が高くなる。あるいは、露髄しないまでも歯髄刺激が起こりやすい（図3-20）。

そこで、

露髄の危険性を少しでも避けるため、まずテーパードシリンダー状バーまたはシャンファー形成用バーを使用して、深さ1.0mm程度のガイドグルーブを形成する。

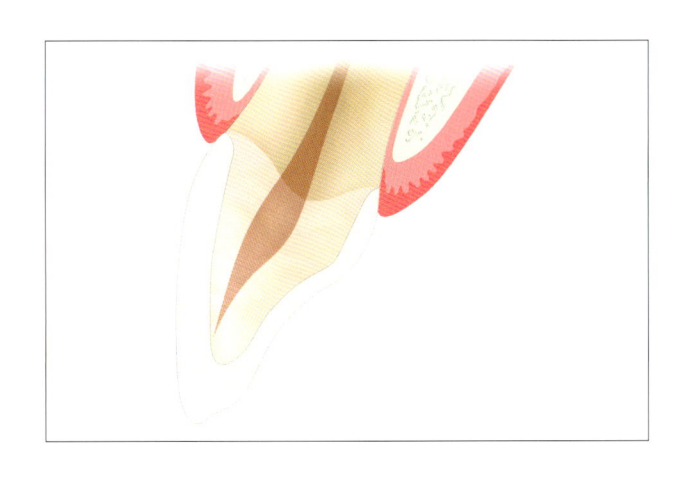

図3-20　日本人の前歯は薄いため、前装鋳造冠の形成で唇面が露髄しやすい。

CHAPTER 3

　この時唇面は二面形成とするため、グルーブの入れ方も切縁側1/3程度はバーを舌側に傾斜させて（図3-21）、歯頸部側2/3程度は歯軸に対して約5°傾斜した軸面となるように形成する（図3-22）。

　次に同じバーを使用してこのガイドグルーブ間に残った歯質を削除していけば、唇側面全体が均等に削除される（図3-23～25）。なおこの時点では形成マージンはまだ歯肉縁上ギリギリの位置で止めておく。

　この時に使用するテーパードシリンダー状のバーであるが、以前は唇側歯頸部辺縁をショルダー型に形成していたため、先端が角張っているバーを使用していた（図3-26）。しかし、

　最近の傾向として、マージンに角張った部分を残すとクラウン辺縁の適合性が劣化するということから、マージン形態としてショルダーの角張った部分だけを丸めたラウンデッドショルダー型（ただしこの名称は専門学会ではまだコンセンサスは得られていない）、あるいはディープシャンファー型が推奨されている（図3-27）。

　どちらのマージン形態で進めるにしても、唇面を前装するのに必要十分な量だけ歯質を削除しなければならないが、筆者はラウンデッドショルダーとなるように形成している。形成のためにはテーパードシリンダー状バー先端の角張った部分だけを丸めたバーが市販されている（図3-28）。なぜディープシャンファーではなくラウンデッドショルダーを選択するのかの理由については、辺縁の修正の項で述べたい。

露髄させない削り方

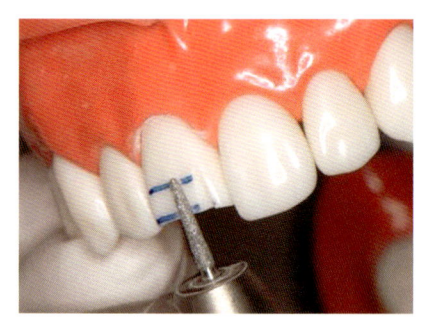

図3-21　切縁側1/3は軸面テーパーの角度よりバーを舌側に傾けてガイドグルーブを入れる。

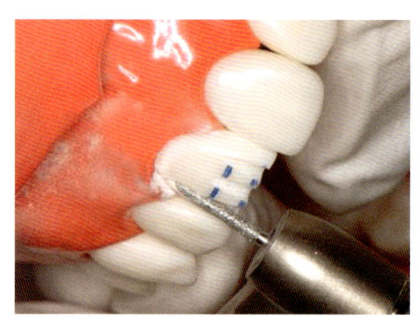

図3-22　歯頸部側2/3は軸面テーパーの角度（歯軸に対して5～10°）でガイドグルーブを入れる。

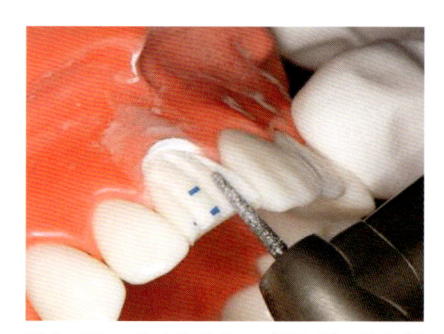

図3-23　ガイドグルーブ間に残った歯質を削除する。

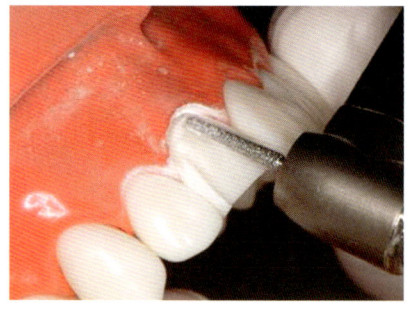

図3-24　歯頸部側2/3も同様にして削除する。この時歯頸部マージンはまだ歯肉縁上で止めておく。

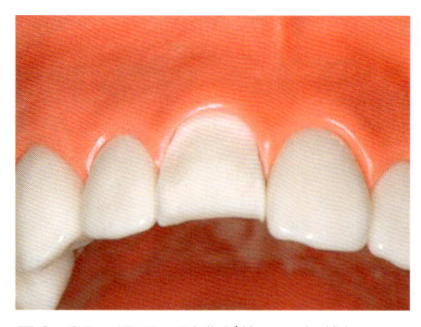

図3-25　唇面の形成が終了した状態。

前装鋳造冠の支台歯形成
テクニカルアドバイス

ショルダー形成用バー　今・昔

図3-26　ショルダー形成に使用する従来型のテーパードシリンダー状バー。

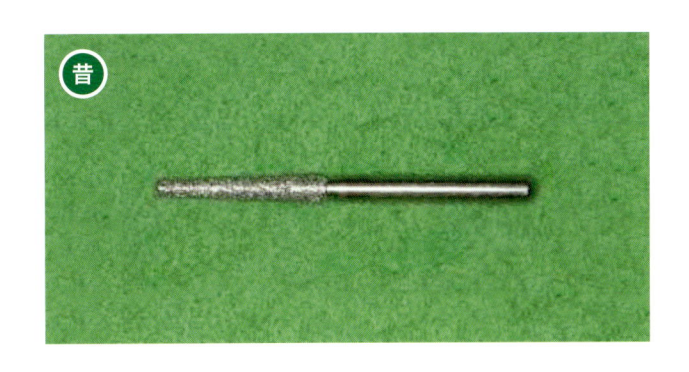

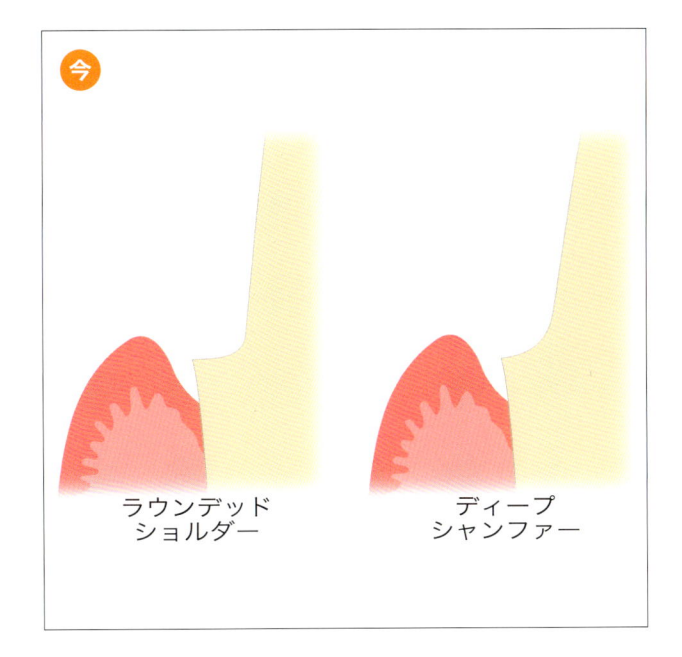

図3-27　ラウンデッドショルダー型とディープシャンファー型の辺縁形態。

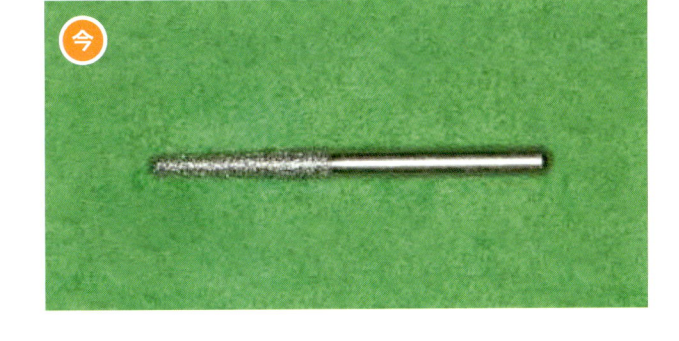

図3-28　テーパードシリンダー状バーの先端の角を丸めたラウンデッドショルダー形成用バー。

CHAPTER 3

唇側は二面形成

　前歯部前装冠の支台歯形成で唇側を二面形成にする理由は、主に三つである。一つ目は歯髄刺激をできるだけ避けるためである。すなわち、

　歯頸部から切縁まで一つの面で、かつ切縁に近い部分の唇側歯質を必要十分な量削除しようとすると、図3-29のように歯冠中央部付近の形成面が歯髄に接近して、露髄しやすい

からである。したがって軸面の途中でテーパーを変えることにより、できるだけ形成面から歯髄までの距離を確保して歯髄刺激を少なくする。
　二つ目はクラウンの維持力を確保するためである。前歯では舌側軸面の高さが十分確保できないため、維持力が不足しがちである（図3-30）。そこで唇舌的なテーパーはできるだけ小さくして維持力を確保したい。しかし審美性を回復するには、切縁近くの唇側歯質を一定量削除する必要があるため、一つの面で形成すると必然的にテーパーが強くなる。そこで、

　唇側軸面の歯頸部側2/3はできるだけテーパーを弱く形成し、この面と舌側軸面とで維持力を確保することが必要になる（図3-31）。

　三つ目は審美性を確保するためである。唇側面のテーパーを弱くして一つの面で形成すると、図3-32のように形成後の支台歯切縁の位置が唇側に寄ってしまい、切縁近くの前装材の厚さが十分確保できない。これでは自然観のある色調を再現するために重要な、切縁付近の透明感を出すことが困難になる。無理に前装材の厚さを確保しようとすると、今度はクラウンの切縁部が歯列から前方にはみ出してしまい、形態的に周囲と調和がとれなくなる（図3-33）。そこで、切縁側1/3は前装材の十分な厚みを確保するため、やや舌側に傾斜させて形成する。

一面形成では、

①露出しやすい

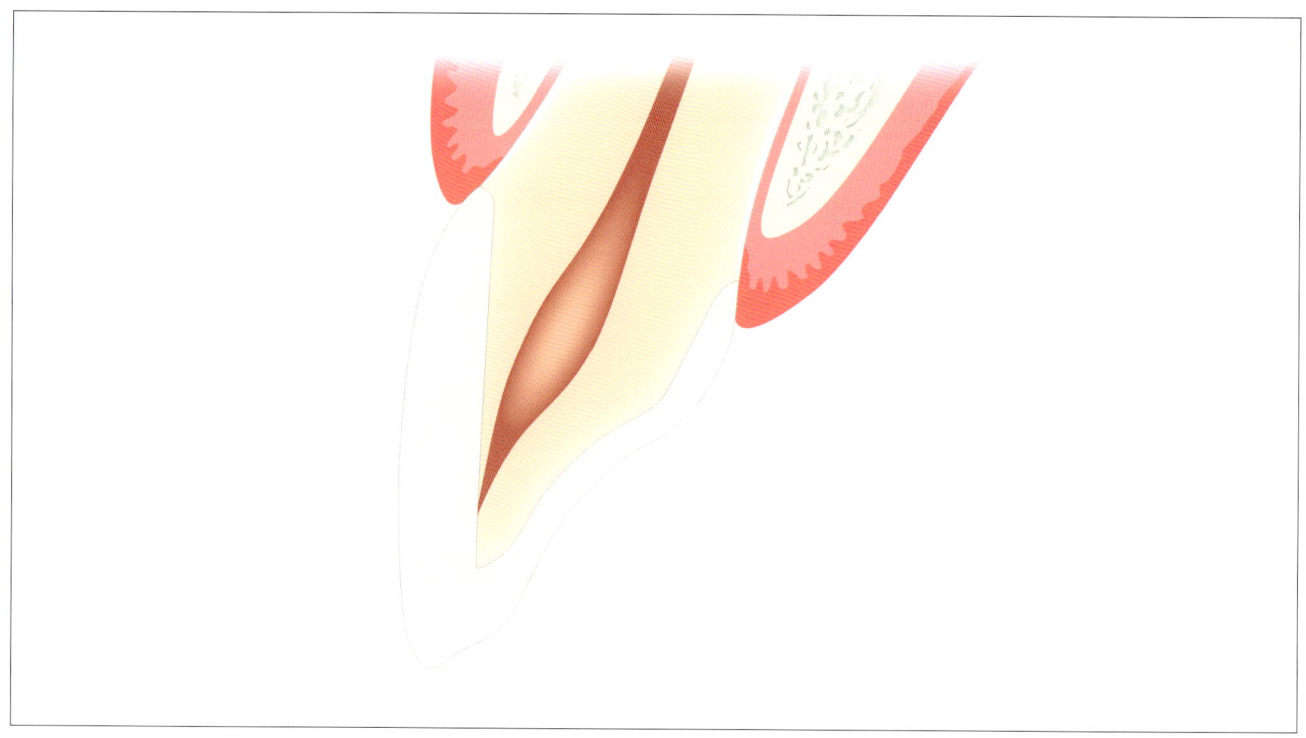

図3-29　唇側を一面で形成しようとすると、形成面が歯髄に接近し露髄しやすい。

②維持力不足

図3-30　前歯では舌側軸面の高さが十分確保できない。

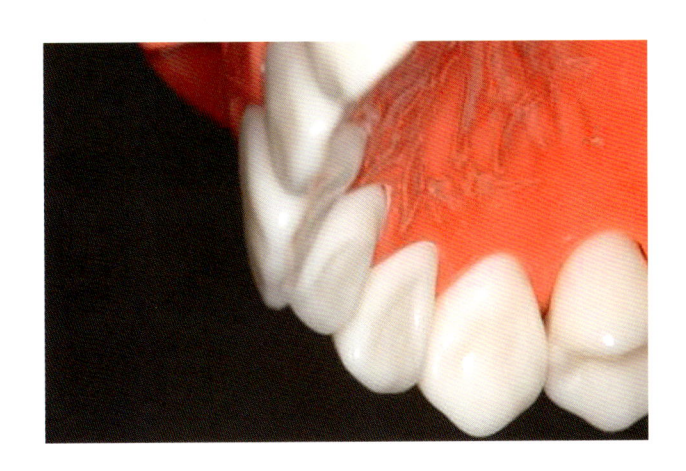

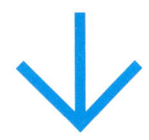

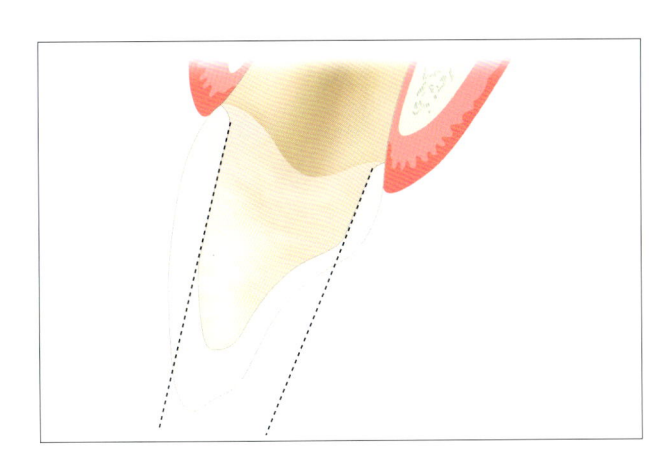

図3-31　唇面の歯頸側2/3はテーパーを小さくして維持力を確保する。

③審美性に問題

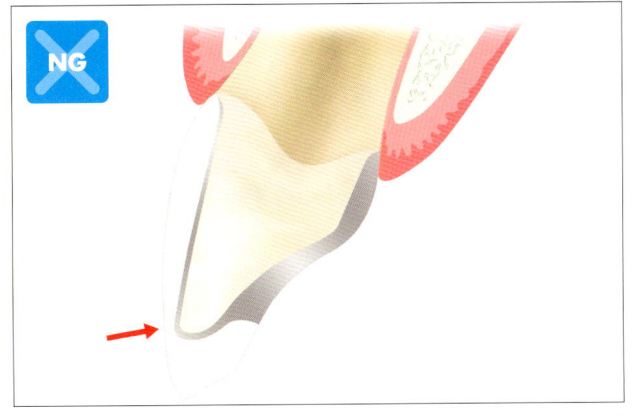

図3-32　唇面を一面で形成すると、切縁付近の前装材の厚さが確保できない。

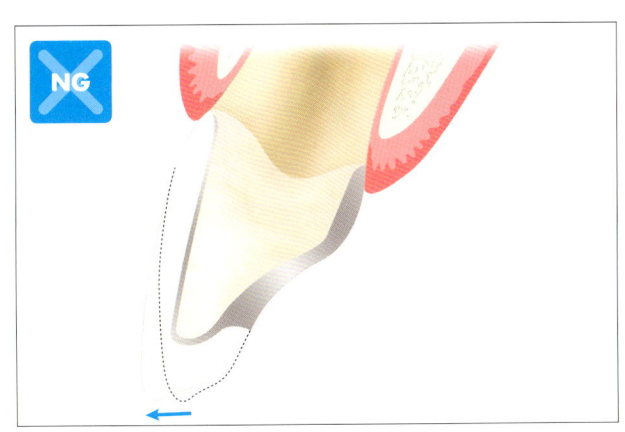

図3-33　無理に色調を再現しようとすると、切縁が唇側に寄ってしまい周囲の歯と調和がとれなくなる。

CHAPTER 3

初心者が犯しやすい3つの過ち

さて唇側軸面の形成で初心者が犯しがちな過ちとして、

一つには特に上顎中切歯、側切歯の場合に多いのであるが、形成面が平面的になってしまうことが挙げられる（図3-34）。

形成する時に唇面だけに気をとられてしまい、形成部位を一方向からだけ平面的に見てしまうからである。上顎切歯の歯冠を見ると確かに唇面は平面に近い形をしているため、ガイドグルーブ間に残った歯質を削除する時にバーを近心から遠心に直線的に動かすことになり、どうしても平面的な形になってしまう（図3-35）。しかしながら上顎切歯の歯頸部水平断面は卵円形に近い形をしているので、結果として歯頸部辺縁のショルダー幅が唇側中央部付近では広くなり、そこから近遠心に向かうにしたがって狭くなるということが起こる（図3-36）。

これを防ぐためには、まず形成時に支台歯を立体的に見ることが必要である。

具体的には視線の角度をいろいろと変えて、支台歯を唇側からだけではなく切縁側からも見るようにすると、歯頸部の輪郭がよくわかり、ショルダーの幅やテーパーの角度が均一かどうかも確認できる（図3-37）。

二つ目として、歯頸部形成マージンの位置が不揃いになりやすいことが挙げられる。

具体的には唇側中央部付近は浅くなりがちで、隣接面部にかけて深くなりがちである（図3-38）。その原因としては、やはり前述のようにバーを近心から遠心へと直線的に動かしてしまうことが大きい。

前歯の場合には臼歯よりも歯頸線の湾曲が強く、唇側でも近遠心部は切縁側に向かって上がっている（図3-39）。歯肉縁の高さもほぼこの歯頸線の走向と平行になっているから、支台歯形成時にはバーの先端がこの湾曲に沿うように、三次元的に動かさなければならない。

ところが軸面のテーパーにばかり気をとられていると、どうしてもバーの動きが直線的になってしまうため、形成マージンに浅い部分と深い部分ができてしまう（図3-40）。これを防ぐためには、まずバーを三次元的に自分の思いどおりに動かせる技術を身につけることが必須条件である。そのためにはマネキンなどを使って繰り返し練習するしかない。そのうえで支台歯全体をいろいろな方向から立体的に見て、バーの角度と先端の位置を確認しながら形成することが要求される（図3-41）。

初心者の形成は平面的になりやすい

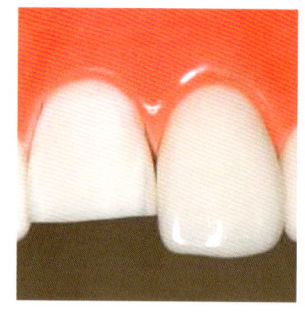

図3-34　唇側面の形成でガイドグルーブ間に残った歯質を削除しただけだと平面的になりやすい。

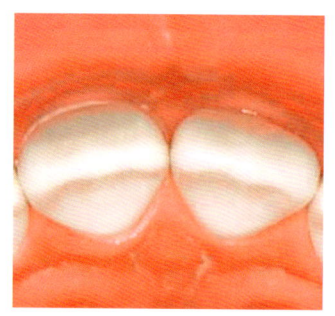

図3-35　上顎切歯の唇面は平面的に見える。

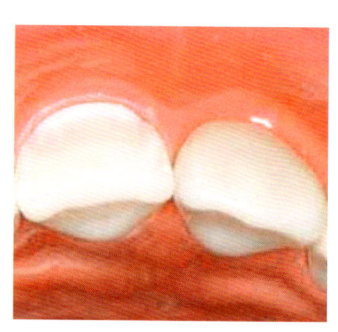

図3-36　平面的な形成だとショルダー幅が中央部では十分であるが、近遠心に寄るにしたがって狭くなりやすい。

支台歯を立体的に見る

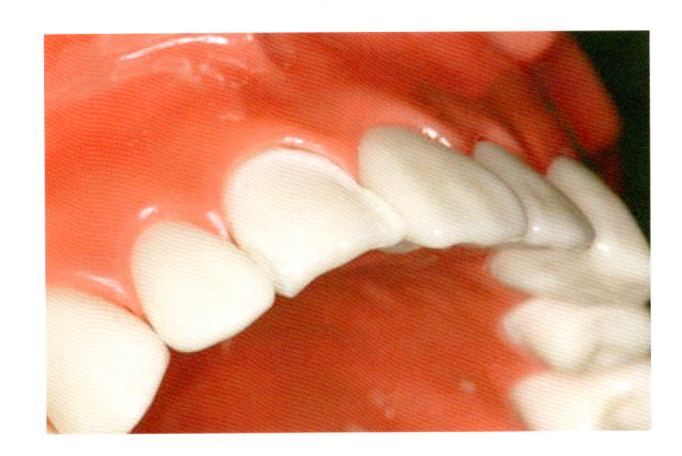

図3-37 支台歯をいろいろな方向から立体的に見ることが重要である。

歯頸部形成マージンの位置が不揃いにならないよう注意

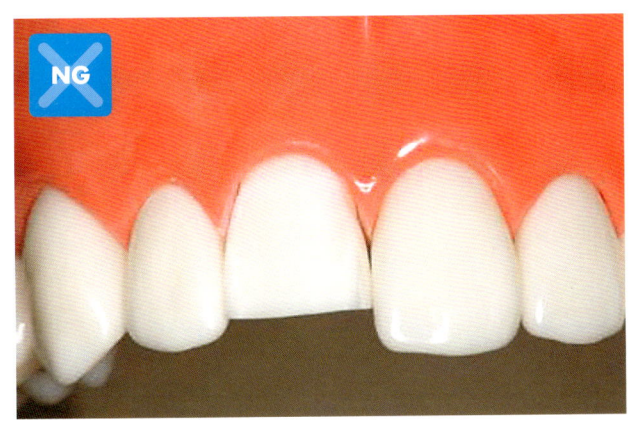

図3-38 平面的な形成では、形成マージンの位置が中央部では浅く、逆に近遠心部では深くなりやすい。

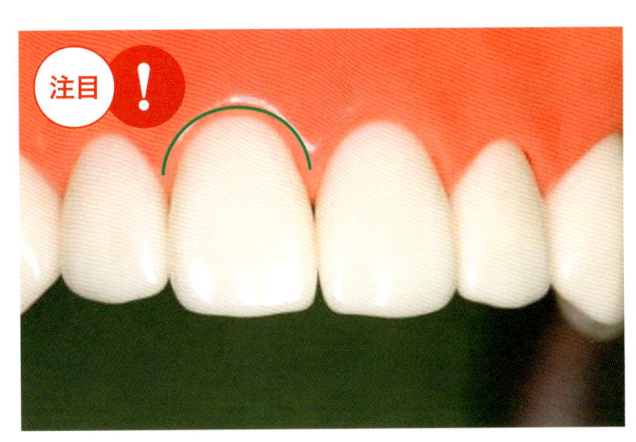

図3-39 前歯は臼歯よりも歯頸線の湾曲が強い。

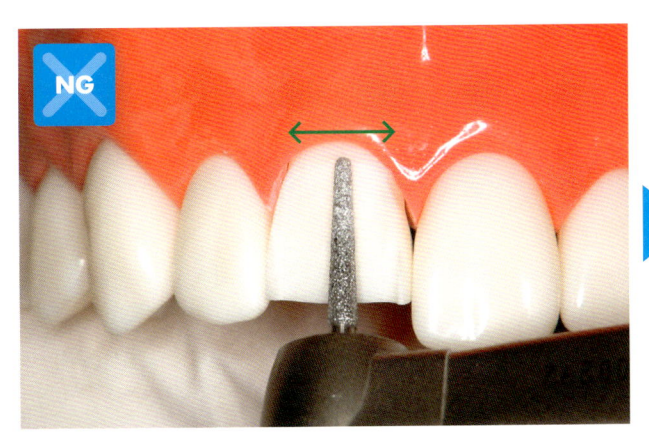

図3-40 軸面のテーパーだけに気をとられると、バーの動きが直線的になりやすい。

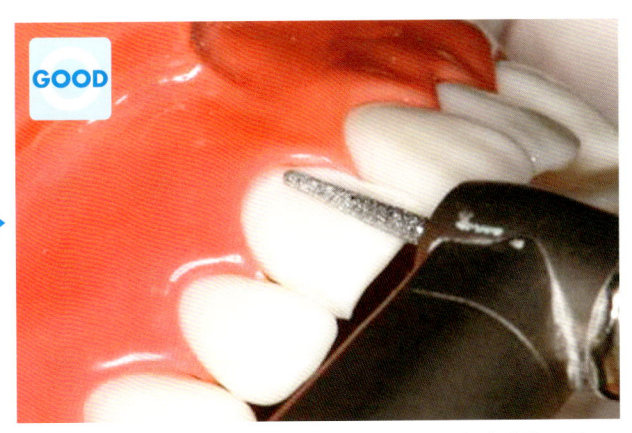

図3-41 形成時は支台歯をいろいろな方向から立体的に見て、バーの角度と先端の位置を確認しながら行う。

③ ＜前歯＞隣接面の形成

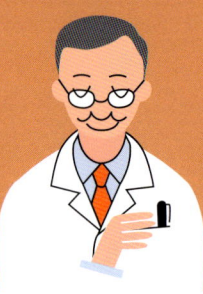

一見やさしそうで実は難易度高

隣接面形成を難しくする要因を制しよう

　前歯では隣接面の唇舌径が短いので、先に接触点部を落としてやるほうが後の形成操作もやりやすくなる。最初に一番細い槍状のバーを使用して、先端が歯肉には触れない高さで、唇側から接触点部のエナメル質を一層残す意識で削除する（図3-42、43）。

　前歯における隣接面の形成は、臼歯よりも容易に直視できるのでやさしく思える。しかしながら実際に形成された支台歯を見てみると、いくつか問題のあることが多い。

　一つは隣接面部の形成マージンが歯肉縁下深くなりすぎて、歯間部歯肉を傷つけ出血させてしまうことである（図3-44、45）。その原因はどこにあるのだろうか？
　前歯では、前述のように解剖学的歯頸線の走向が臼歯に比べると強く湾曲していて、隣接面では極端に切縁側に向かって弧を描いている（図3-46）。歯肉辺縁の位置も、通常はほぼこの解剖学的歯頸線に平行して走向している。したがって隣接面部の形成では、バー先端の位置をこの歯肉縁の走向に合わせて動かさなければならないのであるが、前述のように初心者はバーを直線的に動かしやすい（図3-47）。すなわち唇側から舌側にかけて、バー先端の高さをあまり変えないまままっすぐに動かすことになり、結果的に隣接面の形成マージンが歯肉縁下深くなってしまうのである（図3-48）。
これを防ぐためには、

　まずそれぞれの歯の解剖をしっかり理解し、形成しようとする歯の隣接面歯肉縁の高さがどうなっているかをよく観察しておくことが必要である。

前装鋳造冠の支台歯形成
テクニカルアドバイス

最初に接触点部を削除

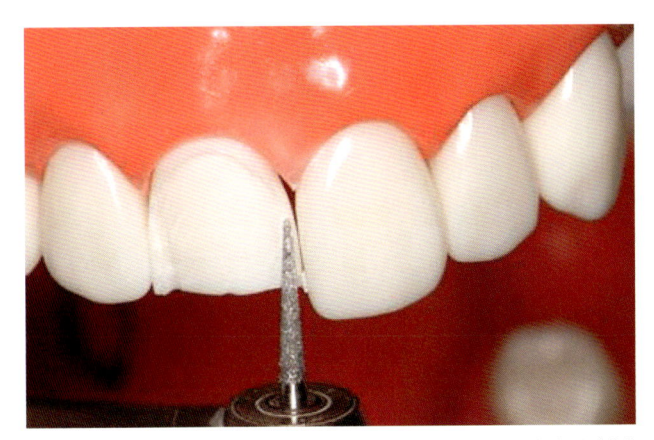

図3-42　槍状のバーを用いて唇側から隣接面の接触点部を削除する。

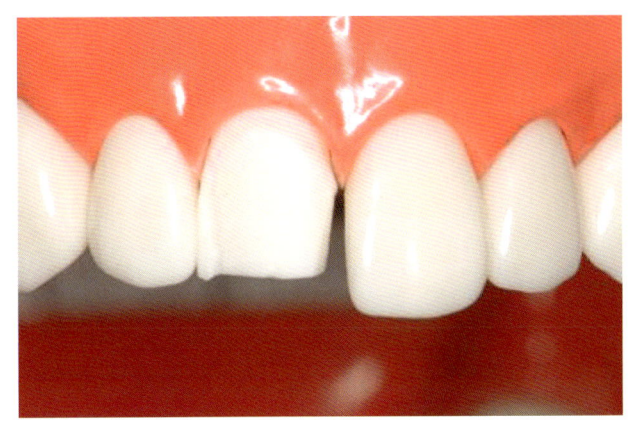

図3-43　接触点部のエナメル質を一層残すような意識で行うと、きれいに削除できる。

隣接面部の形成マージンが深くなりすぎると

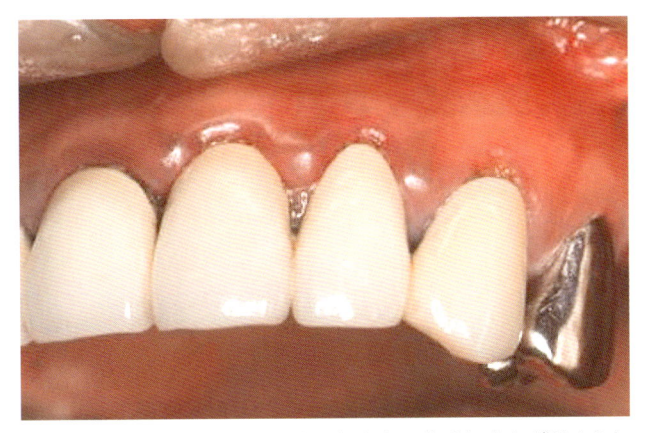

図3-44　歯頸部の歯肉特に歯間部歯肉に著明な炎症が認められる。

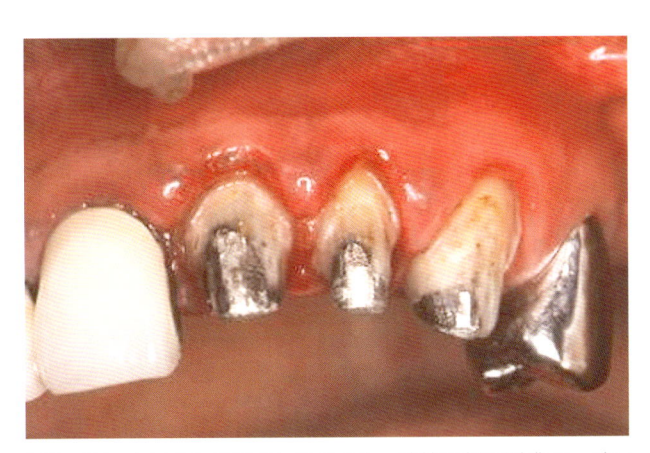

図3-45　クラウンを撤去してみると、隣接面部の形成マージンが明らかに歯肉縁下深すぎるのがわかる。

同部マージンが深くなる要因を知ろう

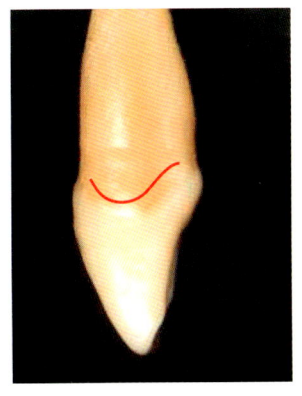

図3-46　前歯の隣接面は歯頸線の湾曲が強い。

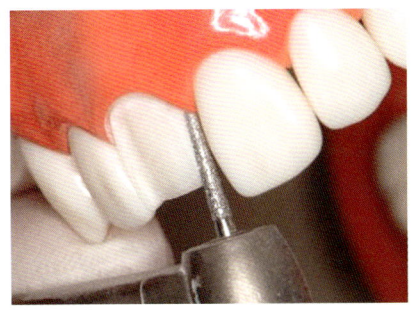

図3-47　初心者はバーを唇側から舌側に向かって直線的に動かしやすい。

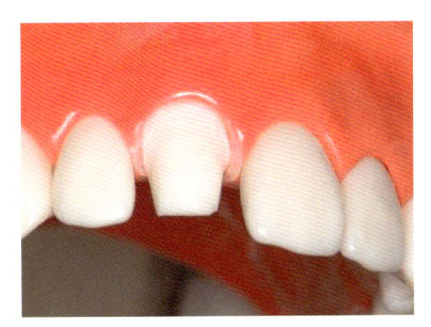

図3-48　隣接面の形成マージンが歯肉縁下深くなってしまう。

77

CHAPTER 3

孤立歯や隣在歯が欠損している歯では、この歯肉縁の走向も少し違ってくるので注意する（図3-49）。そしてバーの角度を一定に保ったまま先端が歯肉縁の高さに沿って三次元的に動かせるように、マネキンなどを利用して繰り返し練習することである。

もう一つ前歯で隣接面の形成を難しくしているのは、マージン形態をここでショルダー型からシャンファー型に移行させなければならないからである。

以前はショルダーとシャンファーの境界が明確な、いわゆるウィング型と呼ばれる支台歯形成が多く用いられていた（図3-50）。しかし最近は唇側のショルダー形態が、隣接面でしだいにその幅を狭めながら舌側のシャンファー形態に移行する、つまりどこまでがショルダーでどこからがシャンファーなのか境界不明瞭な、いわゆるウィングレス型の支台歯形成が多くなっている（図3-51）。したがって、

支台歯歯頸部の水平断面外形が頭の中に入っていないと、ショルダーの幅が不揃いになって、うまく舌側のシャンファーに移行できないということになる。

図3-52、53に上顎右側中切歯の咬合面観と歯頸部を輪切りにした時の外形を示す。歯冠は唇側面がかなり平面的に見えるが、歯頸部は唇側も弧を描いていて卵円形となっているのがわかる。したがってバーを動かす時も先端がこの歯頸部断面の外形に沿うように、かつ角度は一定に保って形成することが重要である。

またショルダーとはいっても角を丸めたラウンデッドショルダー型のマージン形態は、幅を狭くすればそれだけでシャンファー型に移行する（図3-54）。であれば隣接面の形成に使用するのは、角を丸めたテーパードシリンダー状のバー1本でよいと思うかもしれない。確かに形成辺縁を歯肉縁上で止めている場合はそのとおりなのであるが、歯肉縁下の形成を行う時にはそれでは問題がある。その理由は図3-55のようにこのバーでシャンファー型の形成をしようとすると、先端の直径の大半が歯肉溝内にはみ出ることになり、内縁上皮を傷つける可能性が高いからである。

また生活歯でウィングレス型の支台歯形成を行う場合には、隣接面部の歯質削除量が多くなるため、露髄に気をつけなければならない。

前述の歯髄の存在位置を分析、検討した研究によれば、上顎中切歯にジャケット冠の支台歯形成を行った場合、形成面が最も歯髄に接近するのは歯冠中央付近の近遠心軸面部であると報告されている。ウィングレス型の形成では、ジャケット冠ほどではないが形成マージンの幅が広くなりやすい。したがって生活歯の場合には、唇側の形成辺縁だけをショルダー型とするウィング型の形成とするか、隣接面はテーパーをできるだけ抑えるなど、歯質削除量を減らす工夫が必要であろう。

マージン形態をショルダー型からシャンファー型に移行させるのが難しい

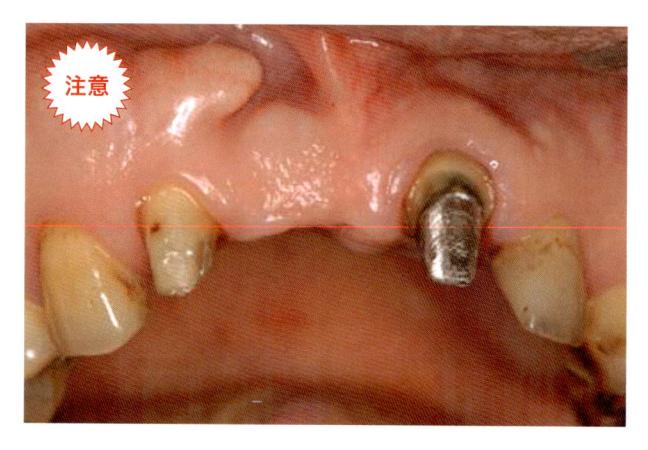

図3-49　隣在歯が欠損している歯では、欠損側の歯肉縁の高さが下がり湾曲が緩やかになってくる。

前装鋳造冠の支台歯形成
テクニカルアドバイス

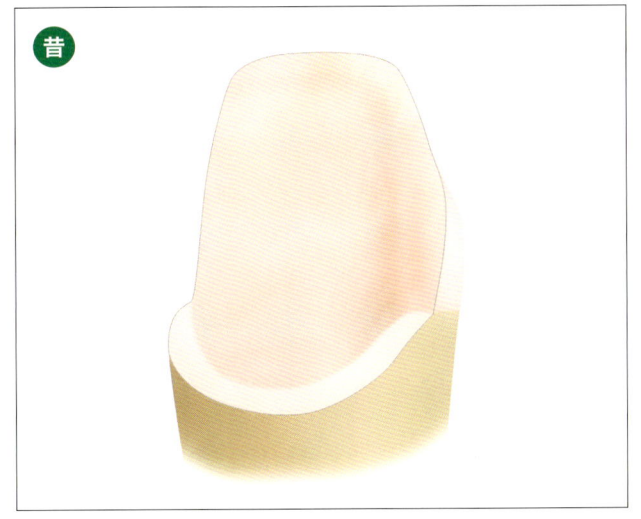

図3-50 以前よく用いられていたウィング型の前装鋳造冠支台歯形態。

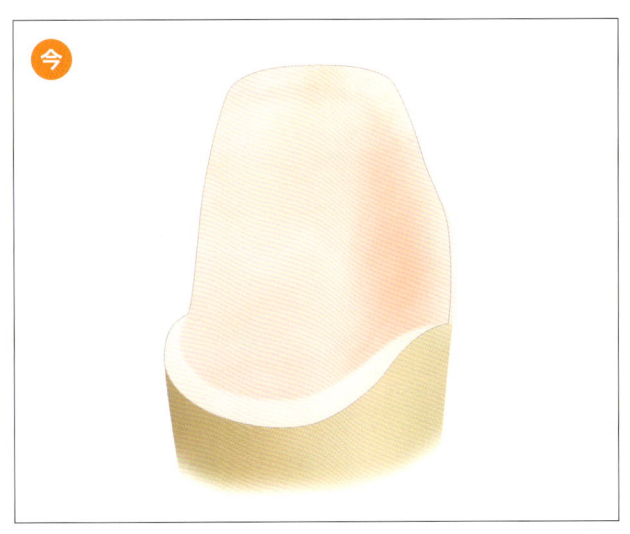

図3-51 ショルダーとシャンファーの境界不明瞭なウィングレス型の前装鋳造冠支台歯形態。

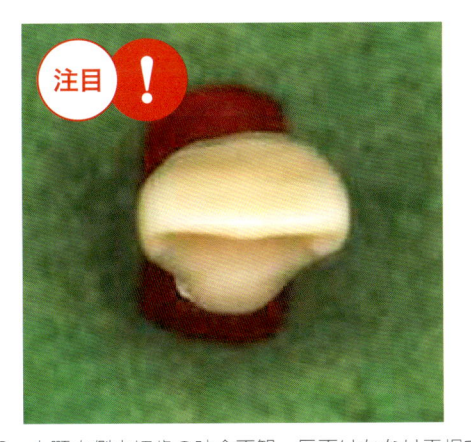

図3-52 上顎右側中切歯の咬合面観。唇面はかなり平坦である。

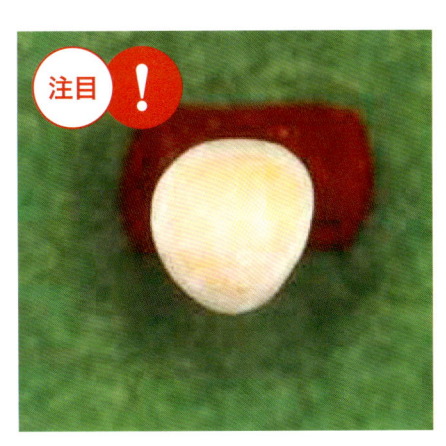

図3-53 上顎右側中切歯の歯頸部を輪切りにした時の外形。歯冠外形と異なり卵円形となっている。

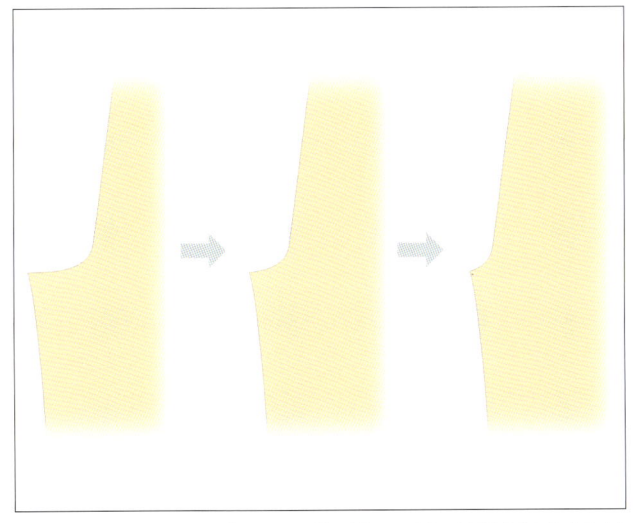

図3-54 ラウンデッドショルダー型マージンは幅を狭くすればシャンファー型マージンに移行する。

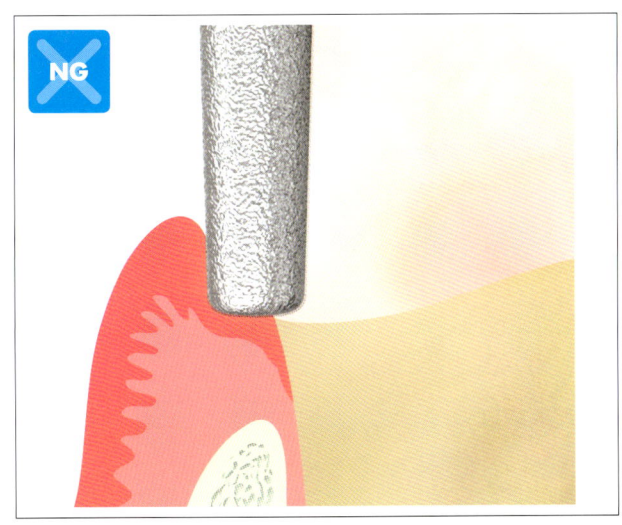

図3-55 ラウンデッドショルダー形成用バーでシャンファー形成を行おうとすると、歯肉溝内にはみ出る部分が多くなり、内縁上皮を傷つけやすい。

④ <前歯部>舌側軸面の形成

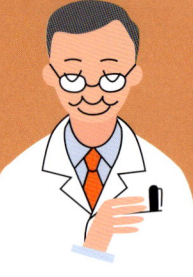

形成時の姿勢に注意

高さがとれないだけに維持力を考えた形成を

　前歯部の支台歯形成では、舌側の軸面形成は高さが十分確保できないため、クラウンの維持力を考え注意して行う必要がある。使用するのはシャンファー形成用のバーである。総論でも述べたように

　前歯の舌側を直視するのは、下顎ならばまだしも、上顎は術者も患者も無理な姿勢をとらないと難しい。

　少しでも見やすくするためには、患者の頭をうまく左右に回転させて、斜め横から覗き込むようにするとよい（図3-56）。形成する時はすでに形成してある唇側軸面歯頸側2/3のテーパーをしっかり確認しながら、唇側と舌側の両側を合わせたテーパー角ができるだけ小さくなるように、具体的には5～10°程度になるようにバーの角度を保ったまま、最大豊隆部から徐々に歯質を削除していく（図3-57）。

　注意することは「全部鋳造冠の支台歯形成」の章（第2章）でも述べたが、最初から歯肉縁部にバーの先端を当てないようにすることである（図3-58）。

　バーの角度を決めたら最初に側面に当たる豊隆部から削除していく。バーの側面が歯面と点ではなく線で触れるようになると、バーを動かす際にも角度がある程度規制されるので、そのままの角度を保って形成範囲を広げていけばよい（図3-59）。したがって最初に最大豊隆部を落とす時のバーの角度が肝心である。

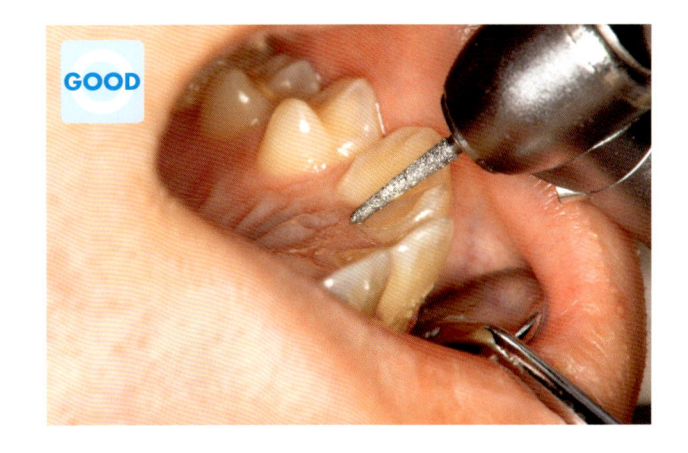

前装鋳造冠の支台歯形成
テクニカルアドバイス

図3-56 上顎前歯の舌側は、患者の頭を無理のない範囲で後屈させ、少し顔を横に向けてもらって斜め横から覗き込むようにする。

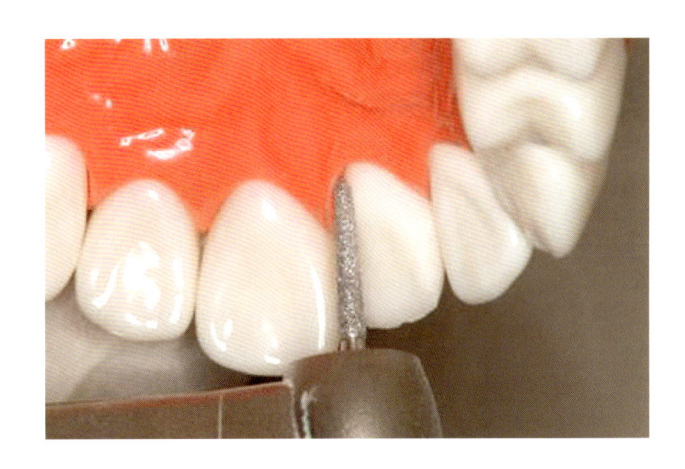

図3-57 唇側の軸面テーパーを確認し、バーの角度を決めたら舌側の最大豊隆部から削除していく。

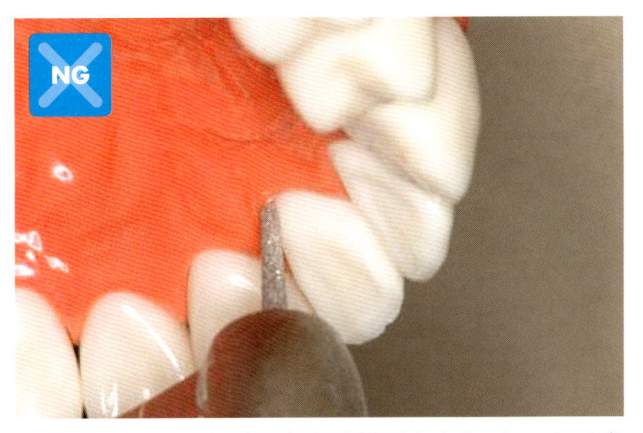

図3-58 いきなり歯頸部辺縁を形成しようとすると、バーの角度がおろそかになり逆テーパーとなりやすい。

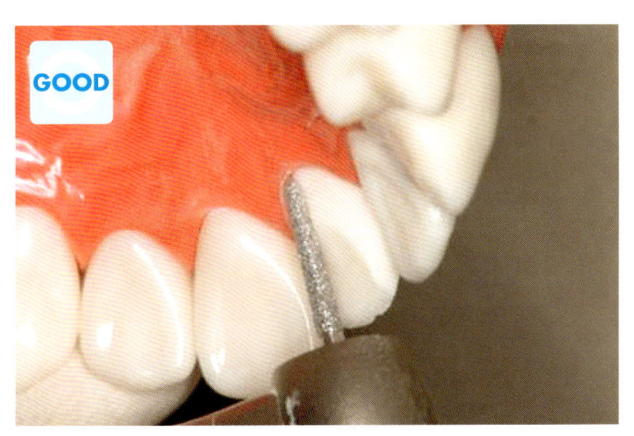

図3-59 バーの側面が線で歯面と触れるようになると、角度も一定に規制され形成しやすくなる。

81

⑤ <前歯部>舌面の形成

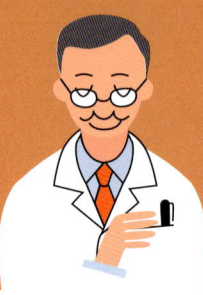

日本人の薄い歯ならではのかんどころを知ろう

対合歯との適切なクリアランスとは具体的にどのくらい？

　軸面形成が終わったら舌面の削除を行う。舌面形成で重要なのは対合歯とのクリアランスである。臼歯部では咀嚼時に食物を噛み砕いて臼磨運動を行うため、咬合面はクラウンに十分な強度をもたせる必要があり、具体的には全部鋳造冠のように金属で修復する場合1.0mm以上必要とされている。しかし、

　前歯部では咀嚼運動時でも舌面に咬合力が加わることはほとんどないため、臼歯部咬合面よりも少なくてかまわない。

　では具体的にどれだけ必要なのかということになるが、今までこのことについて詳しく調べた研究は見当たらない。

　経験的に0.5～0.8mm程度でよいと言われている（図3-60）。ただこの値は当然のことながら、咬頭嵌合位だけでなく前方運動や側方運動を行った時にも最低限必要な値であることを意味する（図3-61）。

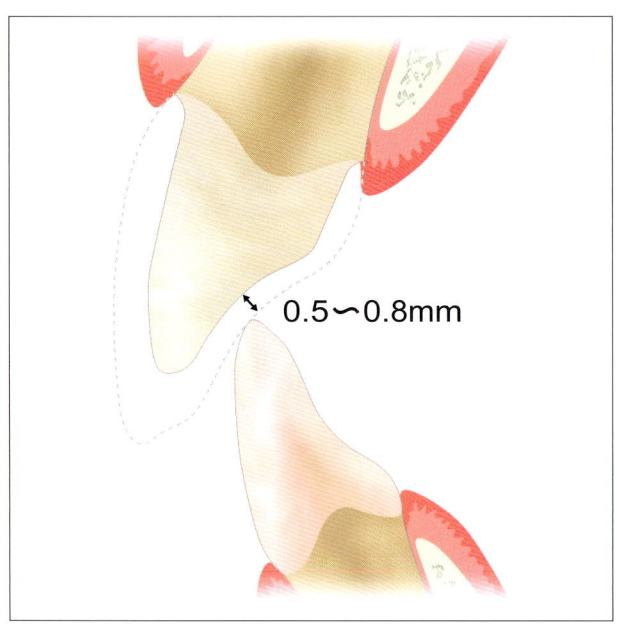

図3-60　前歯部での対合歯とのクリアランスは、0.5～0.8mm程度必要と言われている。

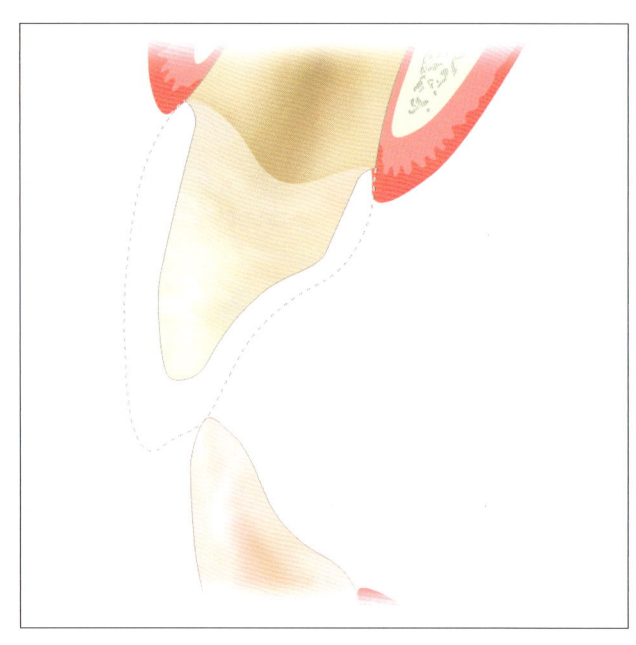

図3-61　0.5～0.8mmのクリアランスは咬頭嵌合位だけではなく、前方運動時や側方運動時にも必要である。

前装鋳造冠の支台歯形成
テクニカルアドバイス

　通常前歯部支台歯の舌面はやや凹面となるので、形成には図3-62のような蕾状のバーあるいは角を丸めた車輪状のバーがよく使用される。この時注意しなければならないのは、隣在歯を傷つけないようにバーの当て方に注意することと、基底結節の部分を削りすぎないことである。

　ただでさえ前歯部舌側の軸面は、維持力を確保するための高さが不足しがちである。特にわれわれ日本人の前歯はシャベルティースと言われるように薄いため、より一層その傾向が強い。

　したがって舌面を形成する場合には、基底結節の部分は必要以上に削除しないように気をつけなければならない（図3-63）。対合歯がこの基底結節付近に噛み込んでいるような症例では、クリアランスを確保するためある程度切削するのもやむを得ないが、対合歯との間に十分なクリアランスがあれば、違和感のない範囲でクラウンをもとの天然歯よりも肉厚の形態とすることも可能である。

切縁部の厚みに注意しながら舌面形成を行おう

　もう一つ重要なこととして、舌面形成は切縁部の厚さを確認しながら進めることが挙げられる。前述のように日本人の前歯は薄いので、前装鋳造冠の支台歯形成を行うと、舌面を削除する時に切縁が薄くなりやすい（図3-64）。

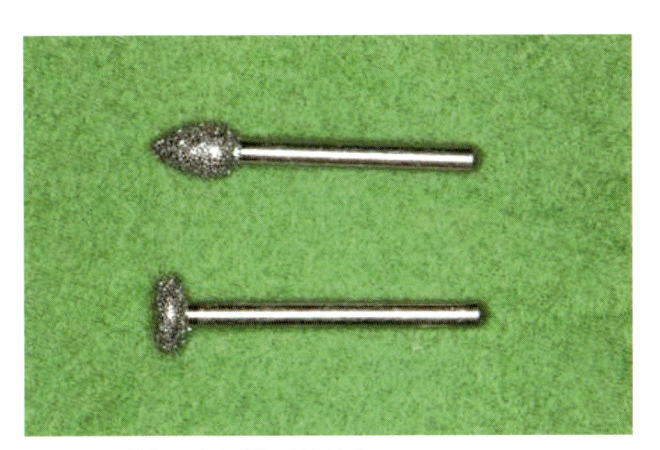

図3-62　前歯の舌面形成に使用されるバー。

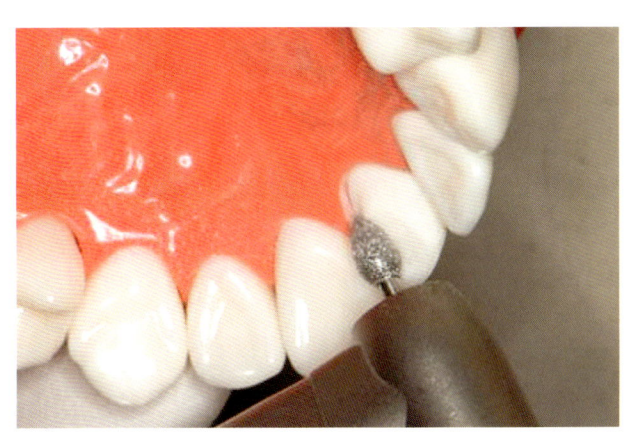

図3-63　基底結節の部分は必要以上に削除しないように気をつける。

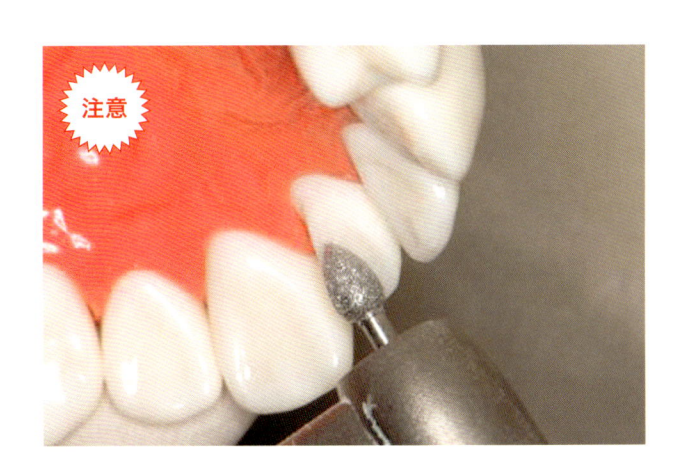

図3-64　前歯の舌面を削除すると、切縁部が薄くなりやすい。

CHAPTER 3

　薄い部分を残したままだと、支台歯そのものが破折するおそれがあるし、模型を印象から外す時に欠いてしまう可能性もあり、後の技工操作がやりにくくなる。したがって支台歯切縁の薄い部分は、十分な強度が確保できる厚さになるまで削除しなければならない（図3-65）。

　ではどのぐらいの厚さになるまで削除すればよいのかというと、明確な基準はないといってよい。

　1.0mmあれば理想だが切縁部の角は最終的に丸めて仕上げる。その時、図3-66のように0.5mmの半径で弧を描くと切縁から0.5mm下部の厚さが1.0mmとなる。この程度の厚さが残ることを目安として仕上げればよいであろう。しかし切縁を余分に削除すれば、今度はその分だけ歯冠長が短くなって維持力が低下するので、対合歯との咬合関係を見ながら、切縁が薄くなりすぎないようにするためにも舌面は凹面に形成するのがよい（図3-67）。

切縁部の厚み確保の目安

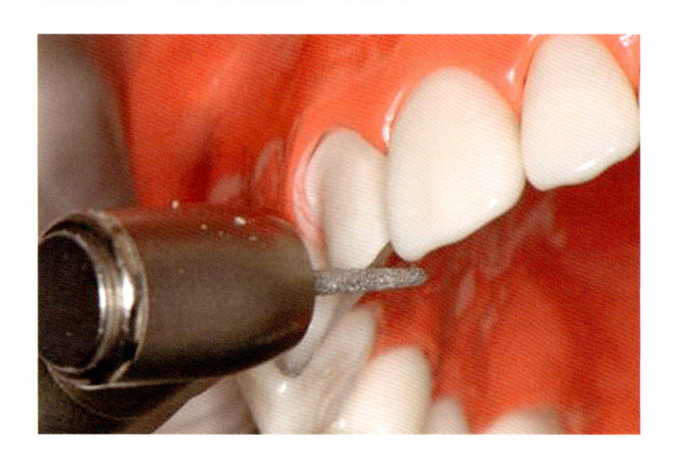

図3-65　薄くなった切縁部は十分な強度が確保できるまで削除する必要がある。

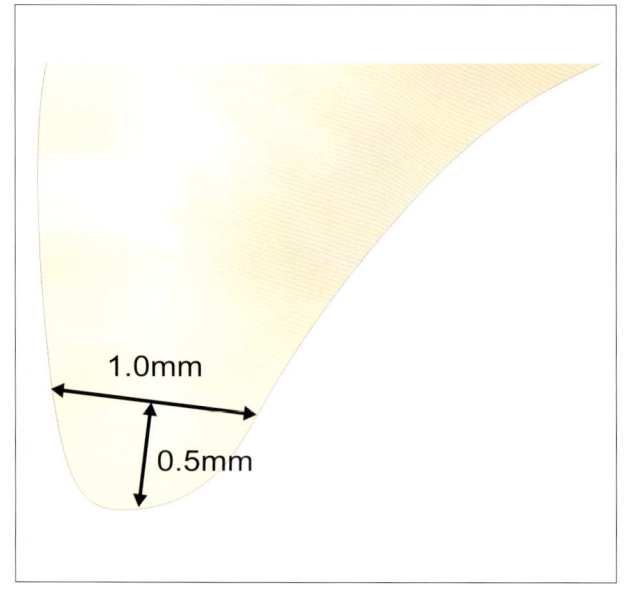

図3-66　切縁部の強度は、0.5mm下の部分の厚さが1.0mm程度を目安にする。

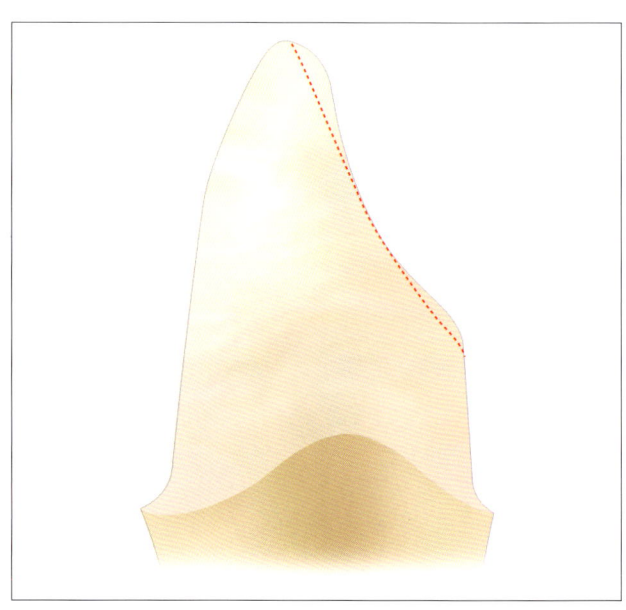

図3-67　対合歯との咬合関係にもよるが、上顎前歯の舌面は凹面とするほうが切縁部の厚さや舌側軸面の高さを確保しやすい。

⑥ ＜前歯部＞歯頸部辺縁の修正

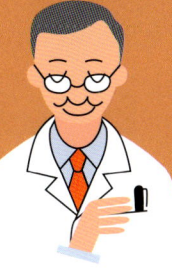

今やマージン形態は角を丸めた形が主流

適切なマージン形態の決め方

　前装鋳造冠でも歯頸部辺縁の形成マージンの位置は、歯肉縁下0.5mmを基本とする。これは歯頸部付近の二次う蝕を防止するためだけでなく、審美性回復の観点からもクラウンのメタルマージンを見える部分にさらしたくないからである。その歯頸部辺縁形態は、唇側面は前装材の厚さを確保するためショルダー型、隣接面から舌側面はシャンファー型に形成するのがよいとされてきた。しかし、

　最近はクラウンの適合性を重視する観点から、歯質を同じ量削除するにしても、唇側歯頸部のマージン形態を角張ったショルダー型ではなく、角を丸めたディープシャンファー型もしくはラウンデッドショルダー型に形成するのがよいといわれている（図3-68）。

　ディープシャンファー型とラウンデッドショルダー型の辺縁形態は、一見すると類似しているが使用するバーは異なる。ではどちらがよいかということになるが、
　筆者は歯肉縁下部の形成の容易性や歯肉内縁上皮への影響を考慮して、ラウンデッドショルダー型を推奨する。

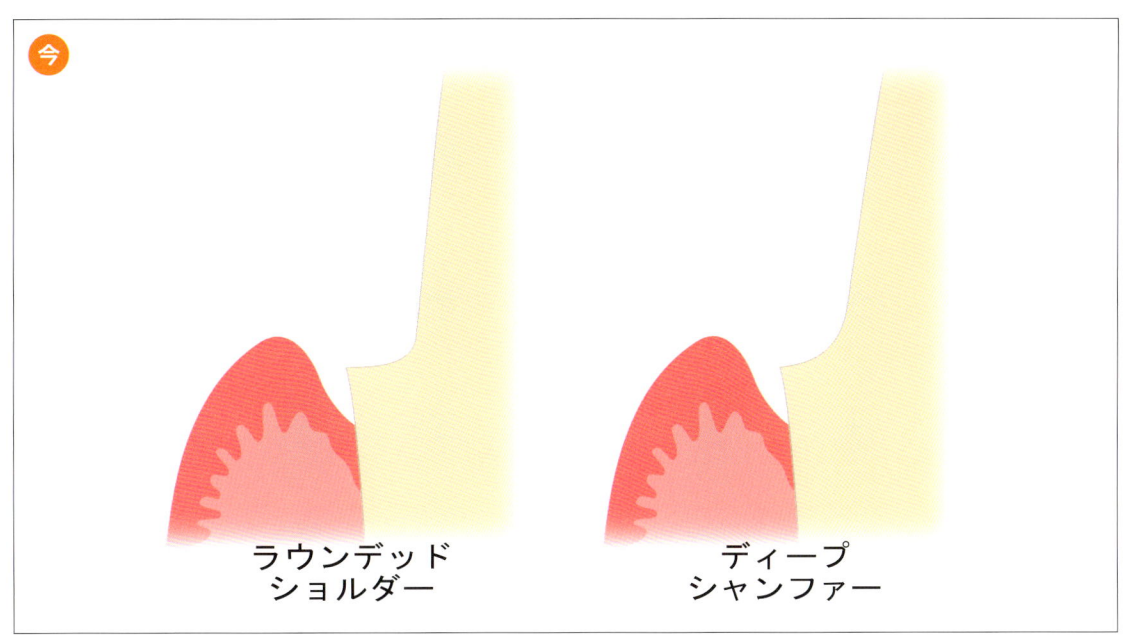

図3-68　唇側の辺縁形態は角のないラウンデッドショルダー型か、ディープシャンファー型が用いられる。

辺縁形態の中でシャンファー型の形成を行う時には、テーパードシリンダー状で先端が丸くなったバーを使用するが、図3-69のようにバー先端の中央部がちょうど形成マージンとなるように歯頸部歯質に当てて形成するのが基本である。したがって歯肉縁下を形成する時には、バー先端の太さの半分は必然的に歯肉内縁上皮と接触することになり、程度の差はあれ傷つけることは避けられない。ディープシャンファー型に形成しようとした場合、理論的には先端の太さがシャンファーの幅すなわち必要な削除量の2倍あるバーを使用しなければならないことになり、歯肉内縁上皮を傷つけやすい（図3-70）。

一方、ラウンデッドショルダー型では、テーパードシリンダー状バーの角だけを丸めた形態のバーを使用する。したがって歯肉縁下を形成する時でも、図3-71のようにバー先端の平坦な部分が形成マージンとなるため、バーの中央部よりも縁に近い部分をマージンに当てて形成することができる。この場合でも歯肉内縁上皮にバー側面の一部が接触することは避けられないが、ディープシャンファー型に比較すればその程度は少なくて済む。以上の理由で筆者はラウンデッドショルダー型に形成している。

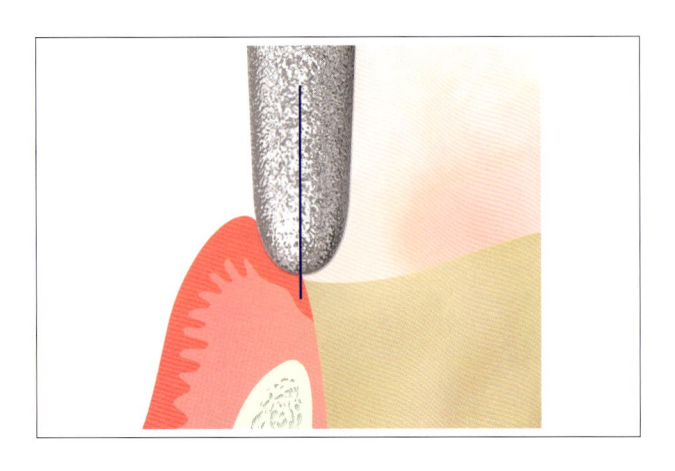

形成時のコツ

図3-69　シャンファー形成の基本は、バー先端のちょうど中央部が形成マージンとなるようにバーを歯面に当てる。

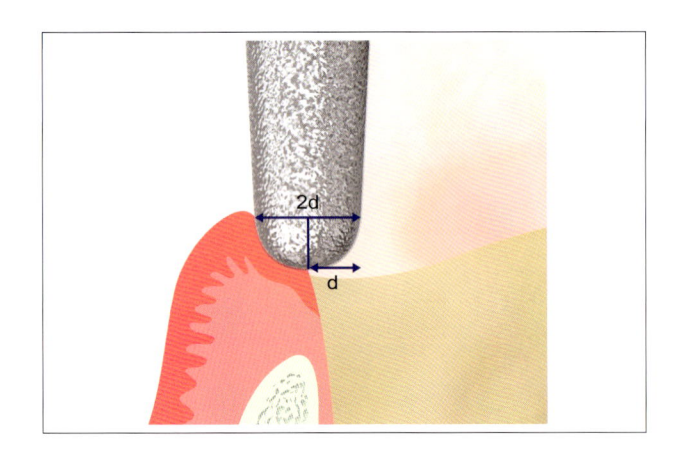

図3-70　ディープシャンファー型の形成では、先端の太さがシャンファー幅の2倍ある太さのバーを使用しなければならないことになり、歯肉縁下の形成で内縁上皮を傷つけやすい。

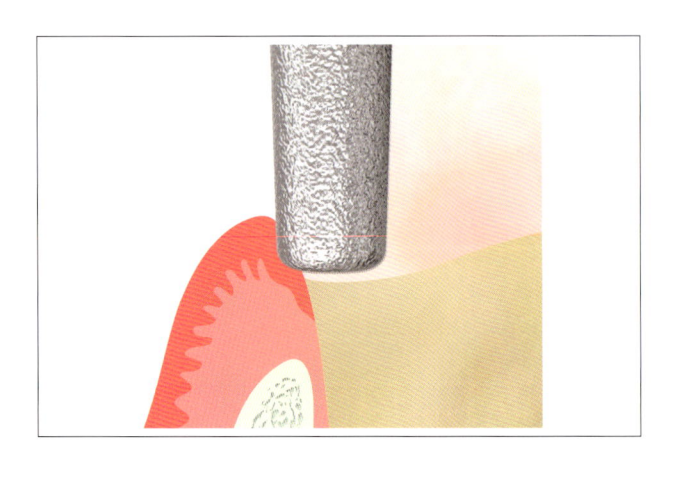

図3-71　ラウンデッドショルダー型の形成では、バー先端の平坦な部分が形成マージンとなるので、バーの太さのうち歯肉溝内にはみ出る部分を少なくすることが可能。

前装鋳造冠の支台歯形成
テクニカルアドバイス

不揃いな辺縁形成にしないためには

　歯肉縁下を形成する時の注意事項であるが、まずは軸面形成の段階で形成マージンの位置を歯肉縁ぎりぎりで止めておき、軸面のテーパーが適切かどうかをしっかりと確認しておく（図3-72）。次にバーの角度を形成しておいた軸面に合わせて保持し、先端の位置を形成マージンに合わせたら、そのまま少しずつ形成マージンの位置を歯肉縁下に下げていくつもりで形成する（図3-73）。

　この時前述のように、歯肉縁の走行に沿ってバーを三次元的に動かさないと、形成マージンの深さやショルダーの幅が不揃いになりやすい。

　したがってうまく形成するためにはバーの角度を変えることなく一定にして、かつ先端が三次元的に自分の思いどおりに動かせるようにしなければならない。そのためにはマネキンなどを使用しての練習あるのみなのだが、やみくもに練習しても効果は薄い。たとえばうまい人の形成を見学する時に、形成している部位のバーの動きだけを観るのではなく、どこに支点を確保して、視線はどの方向から見ているか、といったことを観察することが重要である。

　それを参考にしたうえで、自分でもマネキンなどを使って繰り返し練習するのがよい。
　隣接面から舌側にかけての歯頸部辺縁の形成も、使用するバーがシャンファー形成用のものに変わるだけで、基本的な注意事項は唇側と同様である。

辺縁の修正を行う前に概形のチェックを

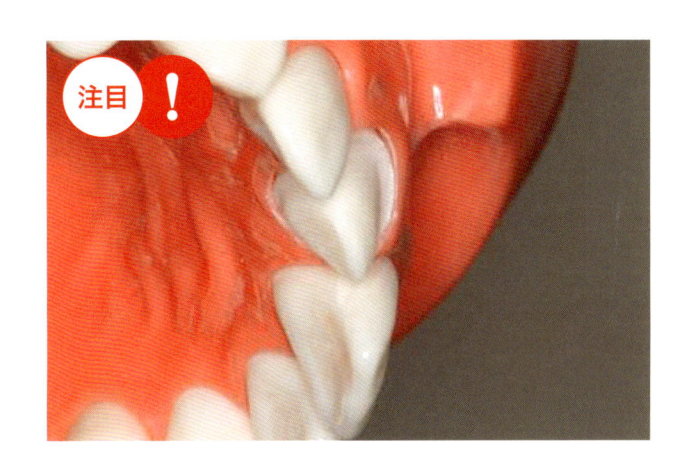

図3-72　歯頸部辺縁の修正を行う前に、支台歯全周の軸面テーパーが適切かどうか確認する。

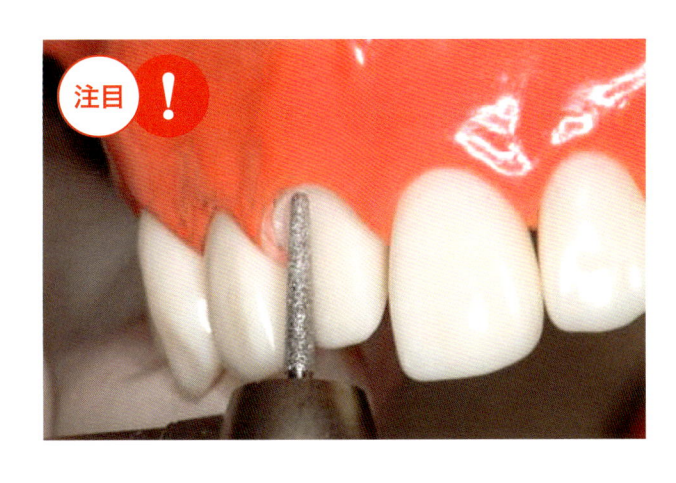

図3-73　バーの側面を形成済みの軸面に沿わせて移動させながら、マージンの位置を歯肉縁下0.5mmにまで下げる。

CHAPTER 3

ただ隣接面部は歯肉縁の位置と走向に十分注意し、形成マージンが歯肉縁下深くなりすぎないようにしなければならない（図3-74）。

この時バー先端の位置だけに気をとられると、形成面に当てるバーの角度が変わってしまい、せっかく形成しておいた軸面のテーパーが不均一になったり、極端な場合には逆テーパーになったりするので気をつけなければならない（図3-75、76）。このような失敗を避ける方法としては、バーの側面を形成済みの軸面に軽く当てたまま、先端が歯肉縁下0.5mmの位置をなぞるように動かして形成するとよい（図3-77）。それではせっかく形成された軸面もさらに削除されてしまうではないかというかもしれないが、理論的には歯肉縁上で止めておいた形成マージンを、ショルダーやシャンファーの幅を保ったままで、軸面のテーパーを変えずに歯肉縁下にまで下げるためには、必然的に軸面の歯質も少し削除しなければならない（図3-78）。また実際にやってみるとわかるが、バーを動かす時には先端だけが歯質に触れて側面が離れているようなフリーの状態よりも、バーの側面が軸面に触れているほうがその分規制されて大きくは動かせないので、逆に細かな部分の形成には有利である（図3-79）。ただしバーの側面を軸面に強く当てすぎると、不必要な部分まで削って軸面に凹凸を作ったり、テーパーを変えてしまったりするので、あくまでフェザータッチで軽く接触させてバーを動かすようにする。

バーの角度と先端の位置、両方を念頭に置いて

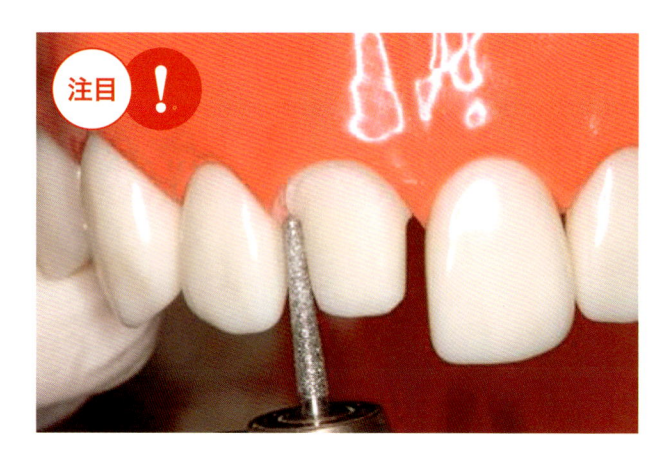

図3-74　隣接面部はマージンが深くなりすぎないように特に注意する。

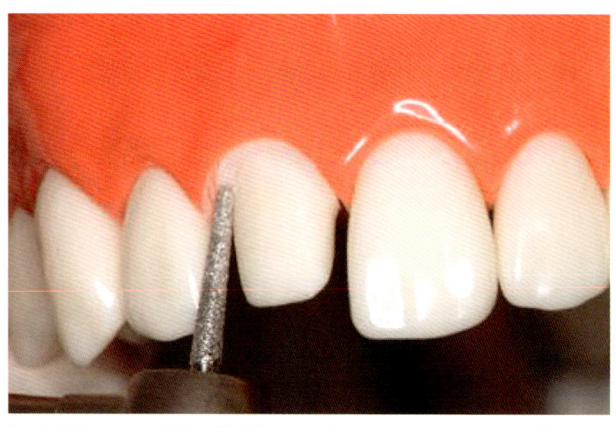

図3-75　バー先端の位置だけに気をとられると、角度が変わってしまいやすい。

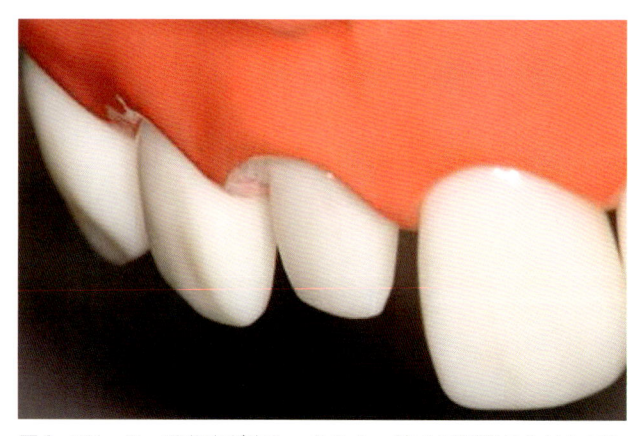

図3-76　バーの角度が変わったため、遠心唇側部に生じたアンダーカット。

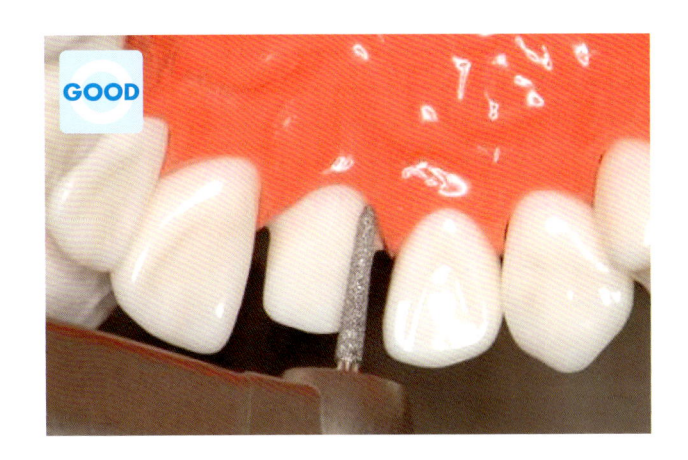

前装鋳造冠の支台歯形成
テクニカルアドバイス

図3-77 歯肉縁下の形成を行う時は、バーの側面は形成済みの軸面に当てたまま角度を変えないようにして動かす。

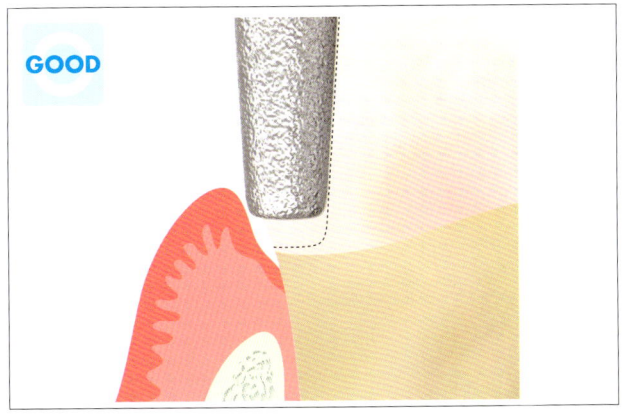

図3-78 軸面テーパーとショルダーやシャンファーの幅を保ったままマージンだけを歯肉縁下に下げてやると、少しではあるが軸面も削除される。

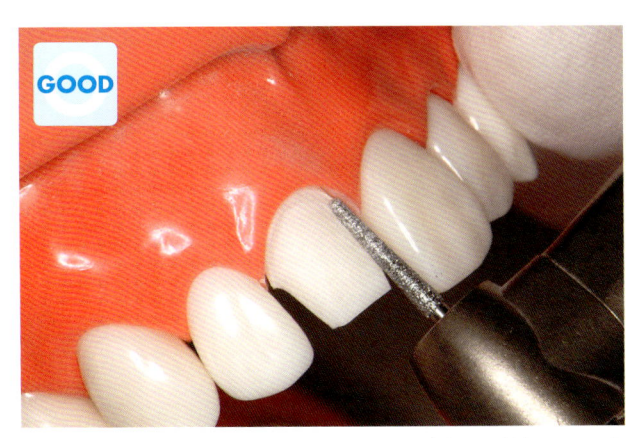

図3-79 バーを動かす時には、先端だけが歯面に触れているよりも、側面が触れているほうが、ある程度動きが規制されるので細かな操作がしやすい。

⑦ <前歯部>仕上げ

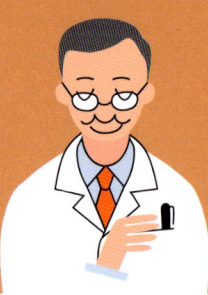

切縁部は破折しないだけの厚さを

全部鋳造冠と同じ要領で

　歯頸部辺縁形成が終了したら、全部鋳造冠の時と同様に支台歯に残った鋭利な角を丸める。特に切縁部分は薄くなっていることもあるので、破折しないだけの強度を有する厚さが得られるまで、削除することが必要な場合もある。この時にもシャンファー形成用バーの側面を角の部分に当てて丸めていく（図3-80）。形成面の仕上げに当たっては、コントラアングルのマイクロモーターハンドピースに微粒子のダイヤモンドバーかカーボランダムポイントを付け、5,000rpm程度の低速回転で粗い傷を落として面全体を滑らかにする。

確認の順序と方法

　形成が終了したら全体の支台歯形態を確認する。

　まず支台歯の高さは隣在歯や反対側同名歯があれば参考にすればよいが、孤立歯のように基準となる歯がない場合は、平均的な歯冠長の3/4を基準にする（図3-81）。

　続いて対合歯とのクリアランスも確認するが、この時は咬頭嵌合位だけでなく、前方運動時や側方運動時においても常に0.5～0.8mm程度の間隙があることを確かめる（図3-82、83）。症例によっては、対合歯との関係で切縁部分を多めに削除しなければならない場合もあり、支台歯の歯冠長が元の歯冠長の3/4よりも短くならざるを得ないこともある。

　次に軸面のテーパーを確認する。

　近遠心的なテーパーは前方から見て確認するのも容易であるが、唇舌的なテーパーは確認しにくい。ミラーを使用するか、患者に頭部を左右に回転してもらって、斜め側方から観察するとよい（図3-84）。舌側軸面は高さが不足しがちなので、テーパーの傾斜が強すぎないかどうかに注意する。また唇側軸面は、切縁側1/3付近で明瞭に境界がわかる二面形成となっていることも確認する（図3-85）。初心者はバーの角度を一定に保つのが難しいため、中央部が膨らんだ曲面となりやすい（図3-86、87）。そして切縁側から見た時に、アンダーカットや逆テーパーの部分がなければ、全周にわたって歯頸部のマージンだけでなく、軸面全体が見えるはずである（図3-88）。片目で見ると確認しやすいが、軸面の一部が隠れている部分があるとしたら、そこがアンダーカットになっている証拠である（図3-89）。軸面全体に細かな凹凸がなく、きれいな面になっていることも重要である。

　それから歯頸部辺縁の形成マージンの確認に移る。

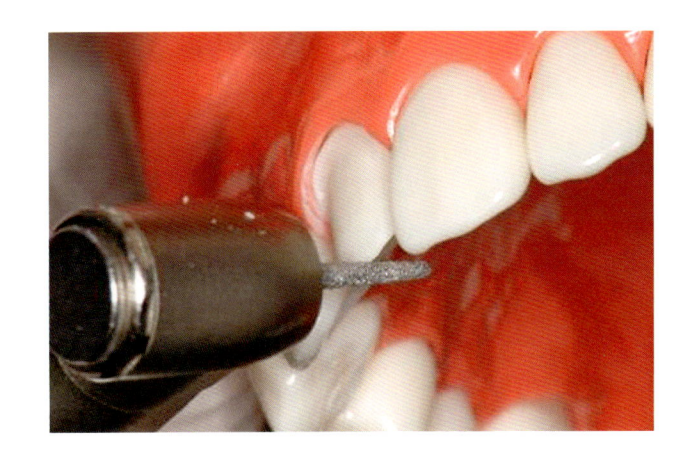

前装鋳造冠の支台歯形成
テクニカルアドバイス

図3-80　切縁の角はシャンファー形成用バーの側面で丸める。

支台歯形態の確認法

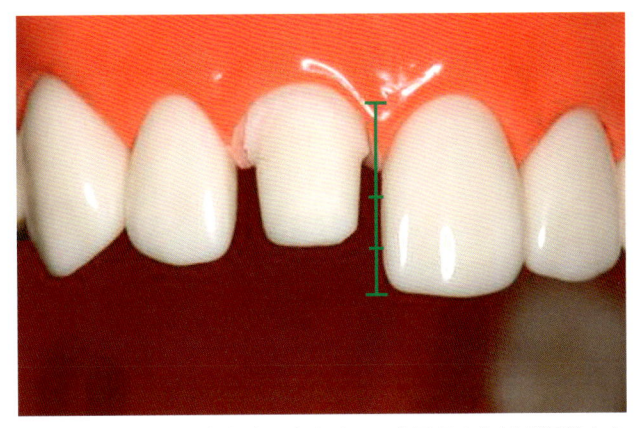

図3-81　前歯では支台歯の高さは元の歯冠長の3/4が基準となる。

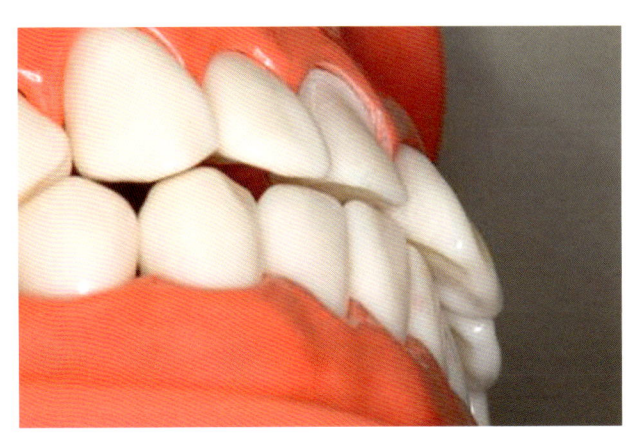

図3-82　対合歯と舌面のクリアランスを確認する。

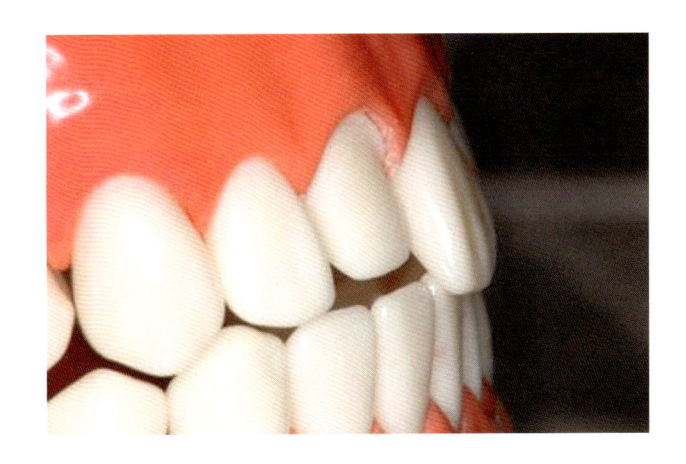

図3-83　前方運動時や側方運動時にも対合歯との間には0.5〜0.8mmのクリアランスが必要である。

91

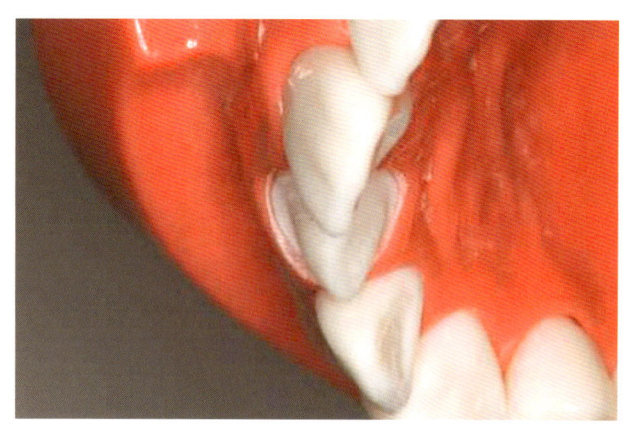

図3-84　唇舌的なテーパーは斜め側方から見て確認する。

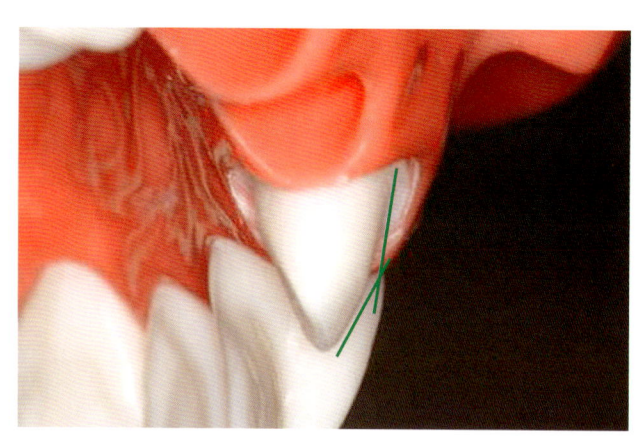

図3-85　唇側軸面は切縁側1/3付近で角度が変わる二面形成となっていなければならない。

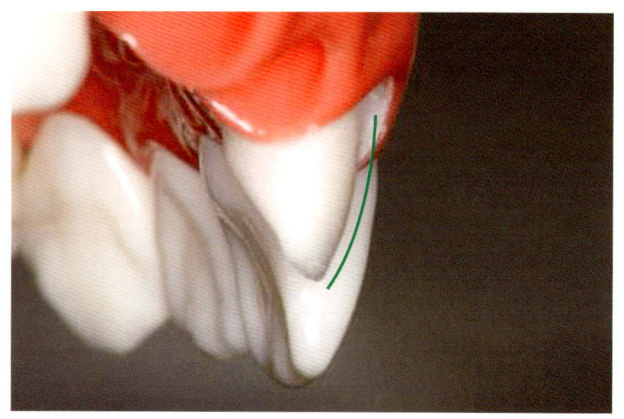

図3-86　初心者が犯しやすい過ち。唇側軸面が境界明瞭な二面ではなく曲面となっている。

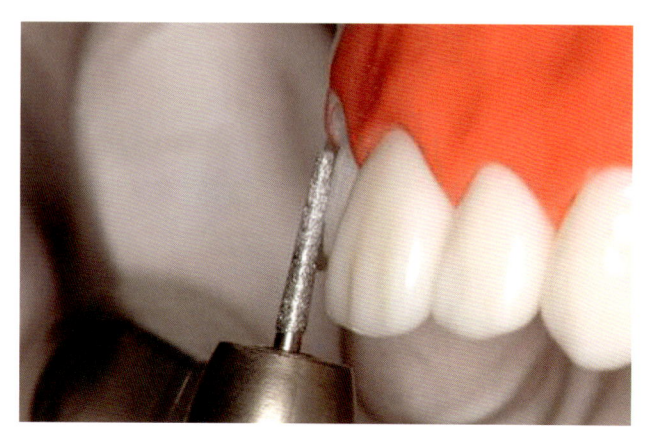

図3-87　バーの角度を一定にしないと形成面が曲面となってしまう。

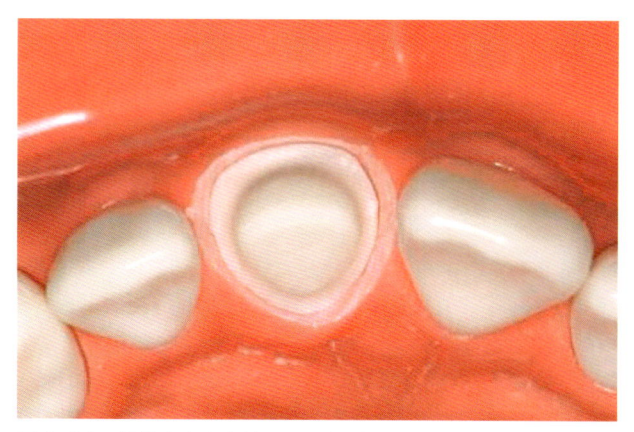

図3-88　切縁方向から片目で見た時に、マージンと軸面全体が見えていなければならない。

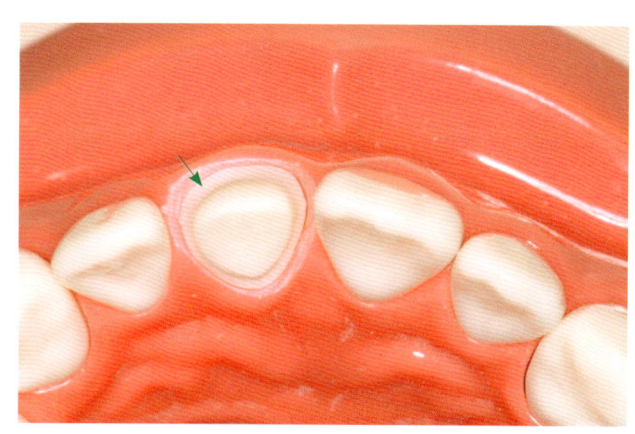

図3-89　隠れて見えない唇側の遠心部はアンダーカットになっている。

前装鋳造冠の支台歯形成
テクニカルアドバイス

まず切縁側から見た時に唇側ショルダーの幅が均一になっていて、隣接面から舌側へ向かってしだいにこのショルダー幅が狭くなり、シャンファー形態に移行していなければならない（図3-90、91）。初心者は唇面、近心面、遠心面と分けて形成しがちなため、それぞれの面が平面的になりショルダーの幅も不均一になりやすい（図3-92）。そして形成マージンの位置が全周にわたり歯肉縁下0.5mmになっているかどうか（図3-93）も確認する。

最後にもう一度切縁側から見て、全体の形態を確認する。

この時意外となおざりにされがちであるが、形成済みの支台歯切縁の位置が重要である。具体的にいうと、支台歯の切縁は残存歯の切縁および頬側咬頭頂を結んだ時にできるアーチ型のラインよりも、舌側に位置していなければならない（図3-94）。なぜなら完成したクラウンを口腔内に装着した時には、審美的に切縁の位置が残存歯と調和がとれて、このアーチがきれいになっていなければならない。しかも切縁部は自然感のある色調を回復するため、唇側に金属と前装材を合わせた1.3〜1.5mmの厚さが必要である。したがって支台歯の段階で切縁がこのアーチにかかっていたり、それよりも唇側に位置していると、完成したクラウンの切縁は必然的にこのアーチよりも唇側に飛び出てしまい、審美的に調和がとれなくなる（図3-95）。そのような状態で無理に切縁の位置をこのアーチに合わせようとすると、前装材の厚さが不十分で自然観のある色調が再現できないということになる（図3-96、97）。したがって審美的な前装鋳造冠を製作するためには、形成済みの支台歯を咬合面から見た時には、切縁は残存歯の切縁および頬側咬頭頂を結んだアーチ型のラインよりも、舌側に位置している必要がある。

唇側のショルダー幅は均一に隣接面から舌側に向かって狭くなる

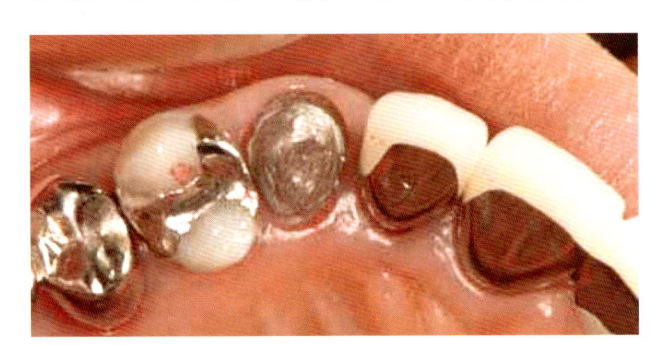

図3-90　唇側はショルダーの幅が一定になっていなければならない。

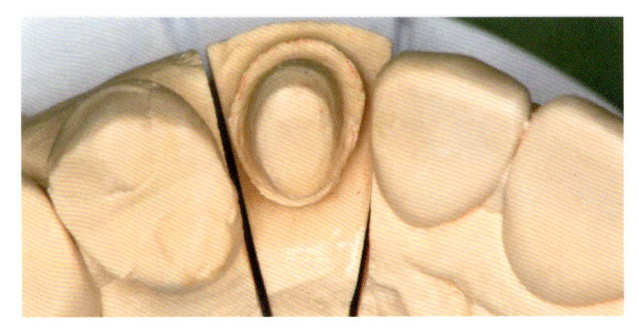

図3-91　隣接面はショルダー幅がしだいに狭くなりシャンファー型に移行する。

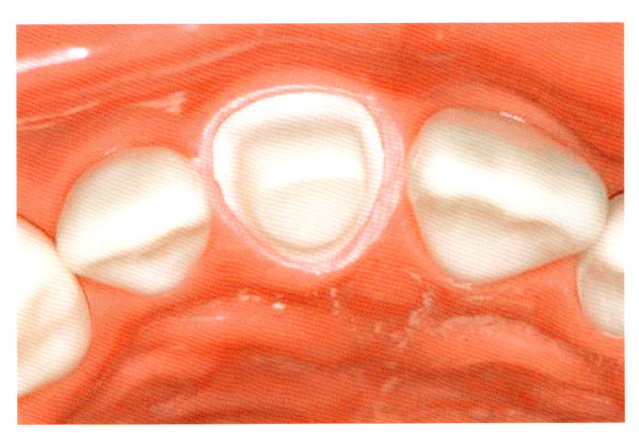

図3-92　唇側、近遠心側の軸面が平面的に形成されたため、ショルダーの幅が不均一となっている。

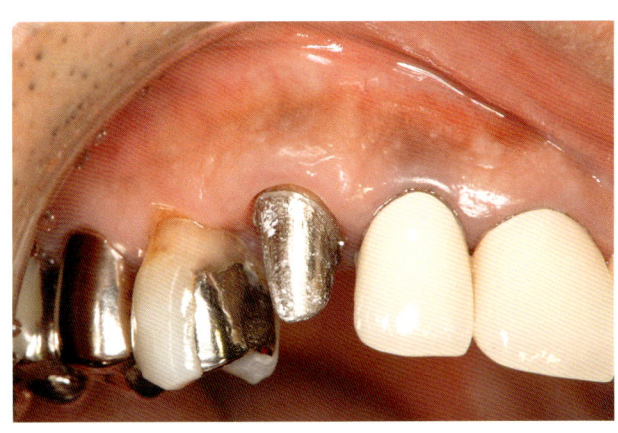

図3-93　形成マージンの位置は歯肉縁下0.5mmが基本である。

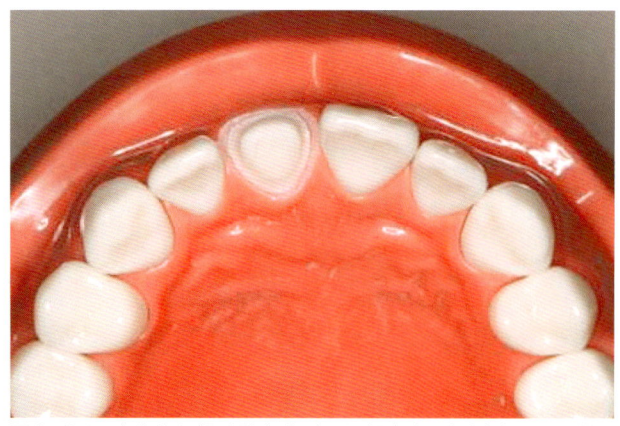

図3-94 支台歯切縁は残存歯列の切縁および頬側咬頭頂を結んだアーチよりも、舌側に位置していなければならない。

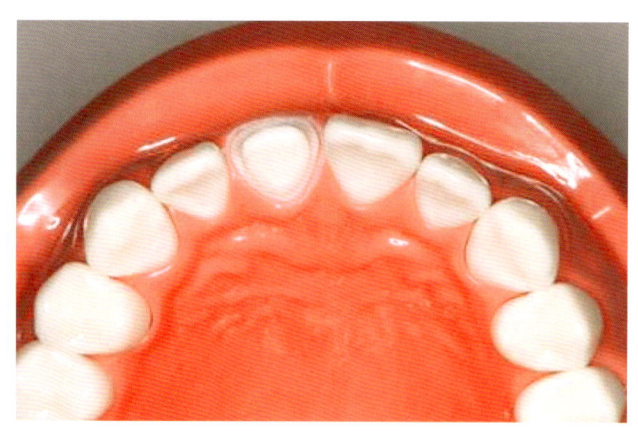

図3-95 切縁がこのアーチにかかっていると、前装した時にクラウンの切縁が唇側に寄ってしまい、調和がとれなくなる。

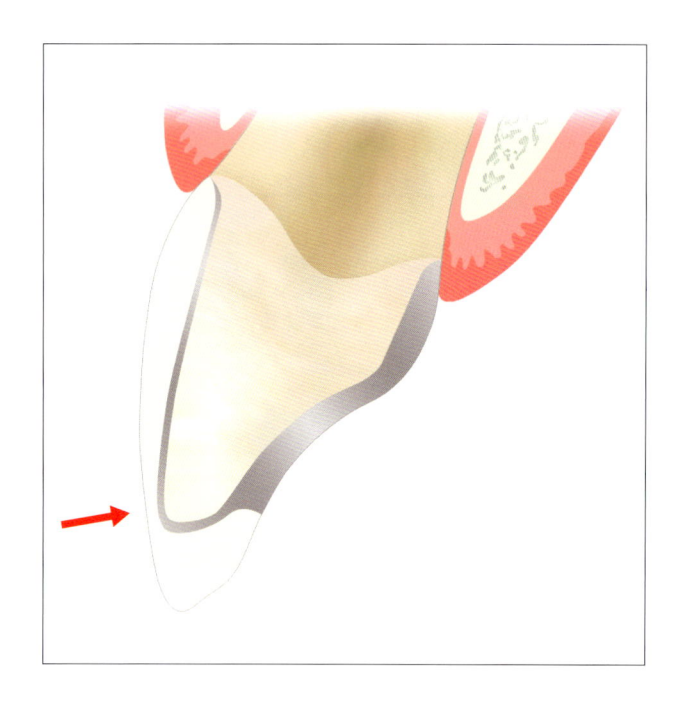

図3-96 無理に切縁の位置を合わせようとすると、前装材の厚みがとれないため色調の再現ができなくなってしまう。

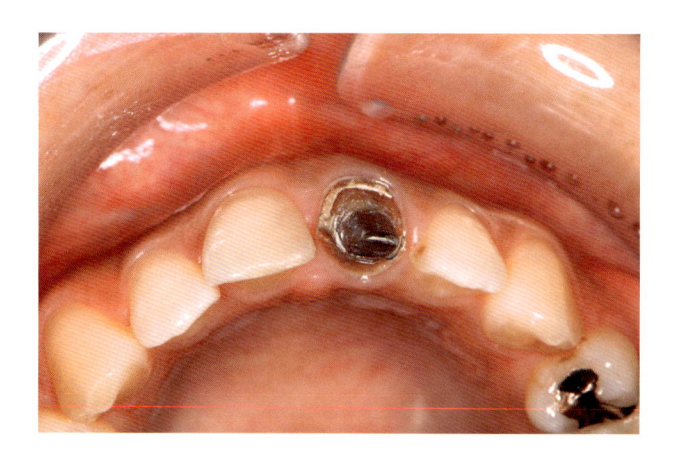

図3-97 臨床で見かける悪い例。支台歯の切縁が唇側に寄りすぎていて自然感のある色が出せない。無理に色調を合わせようとするとクラウンの切縁が極端に唇側に出てしまう。

⑧ 小臼歯部特有の注意点

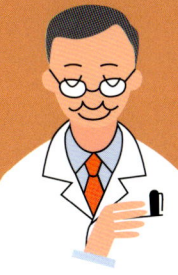

各面ごとのかんどころダイジェスト

　小臼歯の前装鋳造冠は保険診療の対象外であるが、上顎小臼歯の場合、通常の症例では審美性が要求される。したがって自費診療ではあっても、陶材焼付鋳造冠やレジン前装鋳造冠あるいはオールセラミッククラウンを望む患者は多い。ここでは上顎小臼歯の前装鋳造冠用支台歯形成について、主に前歯とは異なる点を重点的に述べる。

咬合面部の削除：前装鋳造冠用特有の削除量を知ろう

　小臼歯の前装鋳造冠用支台歯形成では、最初に咬合面を削除する。基本的には全部鋳造冠の支台歯形成における咬合面の削除に準じて、まず咬合面の数か所にガイドグルーブを入れる（図3-98）。次にそのガイドグルーブがつながるように残った歯質を削除して、対合歯との間に一定のクリアランスを確保する（図3-99）。

　ただ全部鋳造冠の時と若干異なるのは、歯質の削除量である。

　全部鋳造冠の場合には咬合面の削除量は1.0〜1.5mmとし、機能咬頭側すなわち上顎であれば舌側咬頭のほうをやや多めに1.5mm程度削除するのが基本である。頬側咬頭は非機能咬頭なので、全部鋳造冠であれば対合歯とのクリアランスは1.0mmで十分であるが、前装鋳造冠の場合にはメタルフレームの頬側に陶材が焼き付けられる、あるいはレジンが重合されることになる。レジン前装鋳造冠の場合には頬側咬頭頂は金属で回復するのが原則のため、全部鋳造冠に準じてよい（図3-100）。しかし陶材焼付鋳造冠では審美性を重視し、頬側は咬合面の一部（咬頭頂から2〜3mm程度）まで陶材で修復することが多い（図3-101）。したがって咬合面でも頬側咬頭に近い部分は、陶材の厚さが必要となるため歯質の削除量も多くなる。具体的には対合歯とのクリアランスを最低でも1.5mmは確保したほうがよい。

陶材焼付鋳造冠では咬合面の削除量に注意

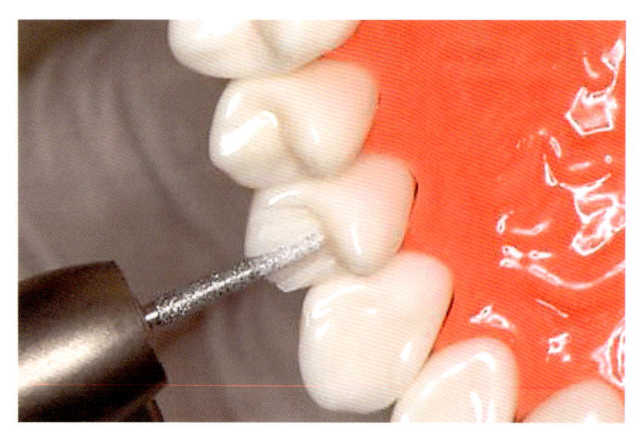

図3-98　全部鋳造冠に準じて咬合面にガイドグルーブを入れる。

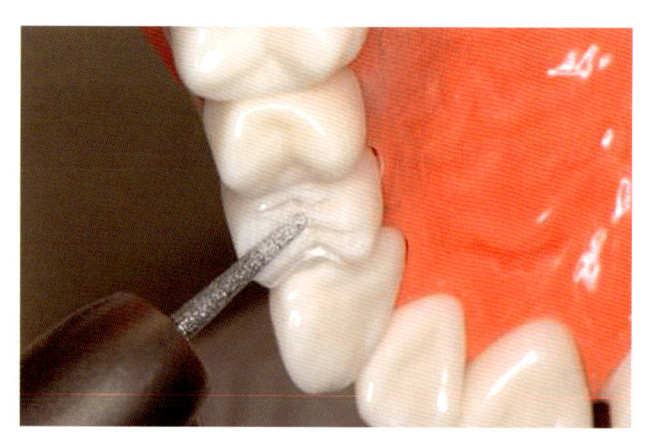

図3-99　ガイドグルーブ間に残った歯質を削除する。

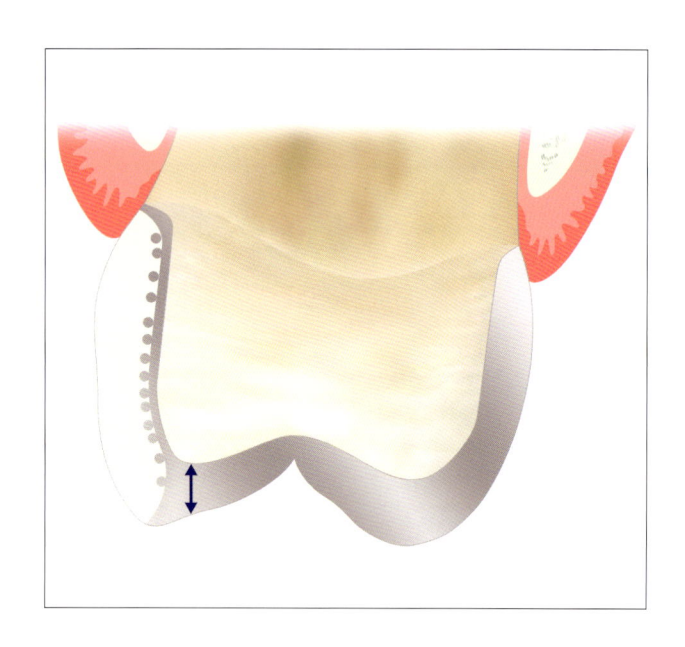

図3-100　レジン前装鋳造冠では頬側咬頭頂は金属で回復するので、咬合面の削除は全部鋳造冠に準ずる。

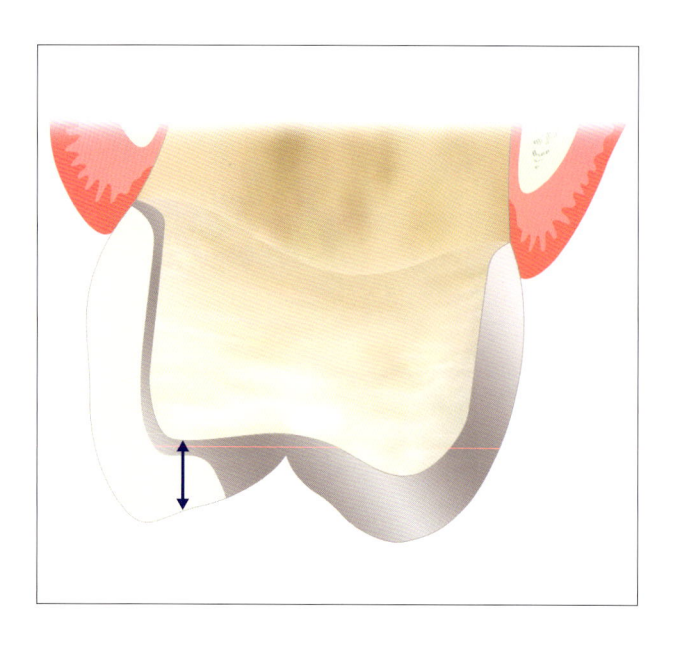

図3-101　陶材焼付鋳造冠では頬側面だけでなく咬合面の一部まで陶材で回復することが多い。

頬側軸面の形成：二面形成は変わらず

　咬合面の削除が済んだら、頬側軸面の形成に移る。基本的には前歯に準じて、テーパードシリンダー状のバーを使用し、まず数か所に深さ1.0mm程度のガイドグルーブを入れる（図3-102）。この時も前歯と同様に歯冠の咬合面側1/3はややバーを傾けてテーパーを強くし、歯頸側2/3は維持力を考えた基本的なテーパーで、すなわち二面形成となるようにガイドグルーブを形成する（図3-103）。次にこのガイドグルーブどうしがつながるように間に残った歯質を削除すればよい。

　この時の辺縁形態はやはりラウンデッドショルダー型とするが、注意しなければならないことは、咬合面観で歯頸部水平断面の外形が楕円形もしくはへちま形になっていて、歯冠の外形とはかなり異なっていることである（図3-104）。

　特に頬側ではその傾向が強く、歯冠の最大幅径に対して歯頸部は近遠心的に圧平されて細くなっているし、弧を描いて湾曲している（図3-105）。すなわちバーの角度を保ったまま先端をこの湾曲に合わせて動かすようにしないと、頬側軸面が平面的になったり、形成マージンのショルダー幅が部位によって不揃いに形成されたりするので注意しなければならない（図3-106、107）。

歯頸部水平断面の外形を頭に描いて

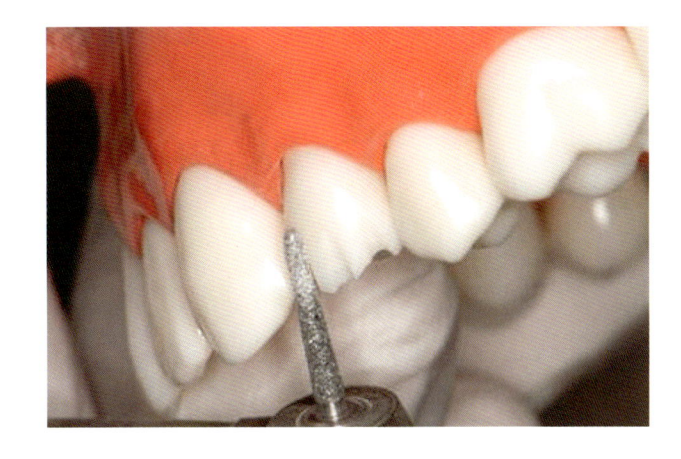

図3-102　頬側面にガイドグルーブを入れる。前歯と同様に頬側軸面は二面形成とするのが基本である。

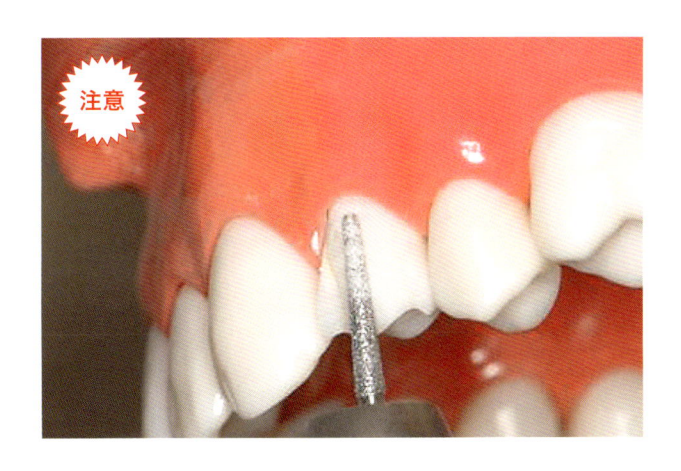

図3-103　ガイドグルーブ間に残った歯質を削除する。この時形成マージンはまだ歯肉縁上で止めておく。

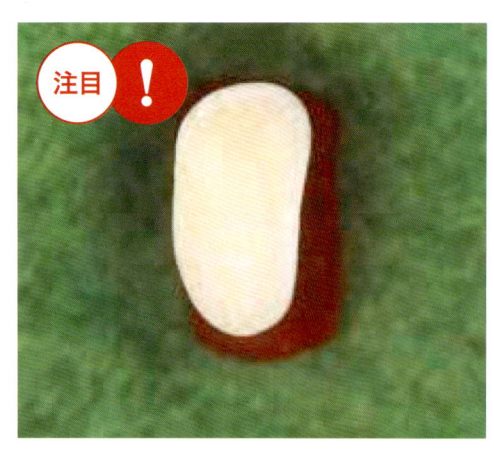

図3-104　上顎小臼歯の歯頸部断面は、近遠心的に圧平された楕円形もしくはへちま形になっている。

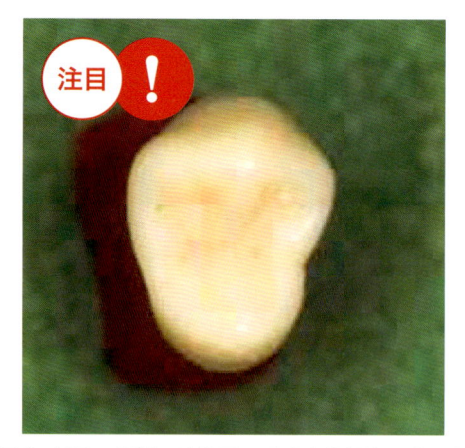

図3-105　頬側では歯冠の近遠心的幅径と歯頸部の近遠心的幅径が大きく異なる。

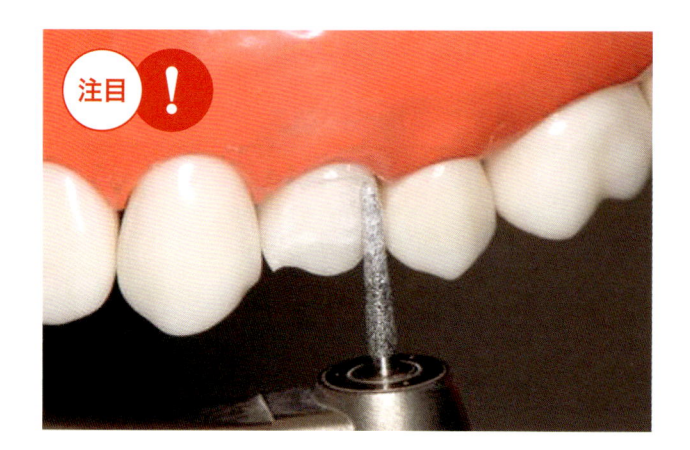

図3-106　バーを歯頸部の湾曲に合わせて動かさないと、頬側軸面が平坦になりやすい。

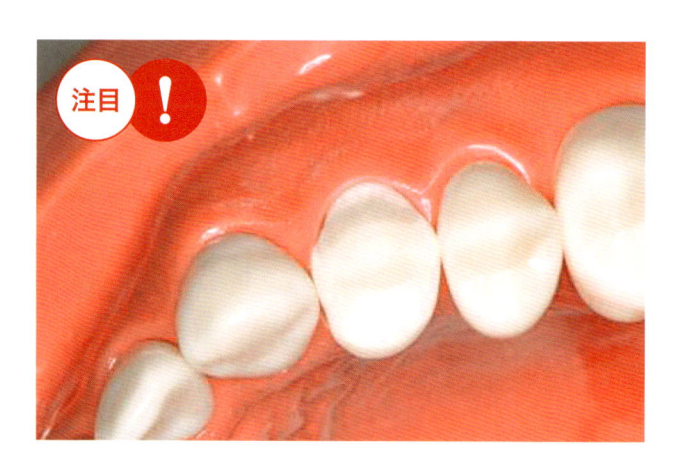

図3-107　頬側辺縁部のショルダー幅が不揃いになりやすい。

舌側軸面の形成：基本は共通・立体的な観察を

　舌側軸面の形成は全部鋳造冠に準じて行う。すなわちシャンファー形成用のバーを使用し、歯軸に対して所定のテーパーとなるようにバーの角度を一定に保ったままで、フェザータッチで豊隆部から削除していき、バー先端が歯肉縁ギリギリの位置になるまで形成する（図108、109）。

　注意することは、やはり支台歯をいろいろな方向から立体的に観察して、バーを歯肉縁の走向に沿って三次元的に動かすことである。

　無理のない範囲で患者の頭を後屈させ、顔を少し支台歯の側に向けるように回転してもらうと、舌面が直視しやすくなる。

豊隆部を削る時のバーの角度が肝心

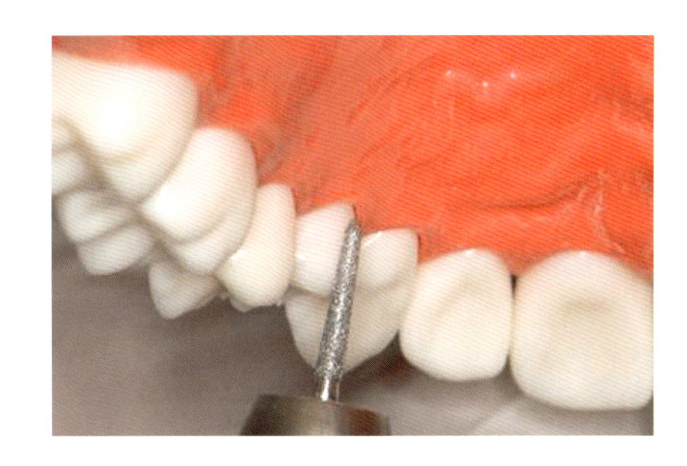

図3-108　舌側面はシャンファー形成用バーを使用し、まず豊隆部からフェザータッチで落としていく。

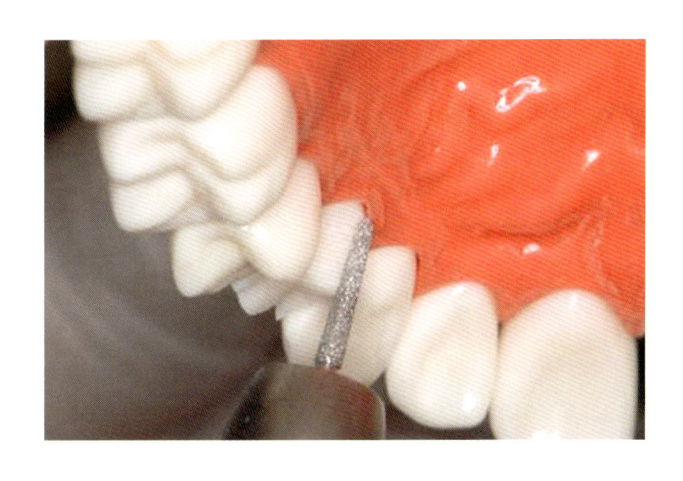

図3-109　バーの角度を変えないようにして、先端が歯肉縁付近にくるまで舌側軸面を形成する。

隣接面の形成：大臼歯の形成との違いをおさえよ

　隣接面の形成では最初に接触点部を削除するが、この方法は全部鋳造冠に準ずる。すなわち一番細い槍状のバーを使用して、まず頬側と舌側から形成済みの軸面に沿わせて接触点の手前1〜2mm程度まで削除する（図3-110）。次に残った歯質の部分に同じバーを頬側あるいは舌側から斜めに当て、接触点のエナメル質を一層残す意識で切削すると、隣在歯を傷つけることなくきれいに削除できる（図3-111、112）。小臼歯の場合は歯冠外形に比較すると、歯頸部は近遠心的に圧平され幅が狭くなっている。すなわち隣接接触点部から歯頸部までの間には、かなり近遠心的な距離があるので、隣在歯を傷つける危険性は少ない（図3-113）。

　接触点部を削除した後の近遠心軸面の形成は、大臼歯とは異なるため注意しなければならない。

　全部鋳造冠の支台歯形成では辺縁形態はシャンファー型を基本とするが、前述のように小臼歯の近遠心面に限り、ナイフエッジ型あるいはライトシャンファー型とする（図3-114）。

　上顎でも下顎でも小臼歯は、歯冠外形に比較すると歯頸部が近遠心的に圧平されており、極端な場合には歯頸部の近遠心的幅径が歯冠幅径の半分程度となっている。そのような症例で近遠心面の辺縁形態をシャンファー型とすると、支台歯が近遠心的に極端に細くなってしまい破折するおそれがあるし、生活歯の場合には形成面が歯髄に接近して、露髄する危険性も生じる（図3-115）。したがってこの部分はできるだけ歯質の削除量を少なくし、支台歯があまり細くならないようにして、破折や露髄の危険性を避けるのが望ましい。

　辺縁形態は幅のあるシャンファー型よりも、ナイフエッジ型やライトシャンファー型のほうが歯質削除量は少なくてすむ（図3-116）。また歯質削除量をなるべく少なくするためのもう一つの方法として、近遠心の軸面テーパーを頬舌側よりもやや弱くしてやることも有効である（図3-117、118）。

　ただ隣接面は辺縁形態がラウンデッドショルダー型からライトシャンファー型あるいはナイフエッジ型に変化する部位である（図3-119）。前歯部ではラウンデッドショルダー型の幅を隣接面でしだいに狭めていき、シャンファー型に移行させるウィングレス型の形成とするのが基本である。しかし上顎小臼歯では頬舌的幅径がかなり長く、ウィングレス型とすると前述のように辺縁の削除量が増えて、破折や露髄の危険性が増す。したがって隣在歯との接触点付近で、ラウンデッドショルダー型からライトシャンファー型あるいはナイフエッジ型に変化させるウィング型の形成とするほうがよい（図3-120）。

接触点の削除はエナメルを一層残す意識で

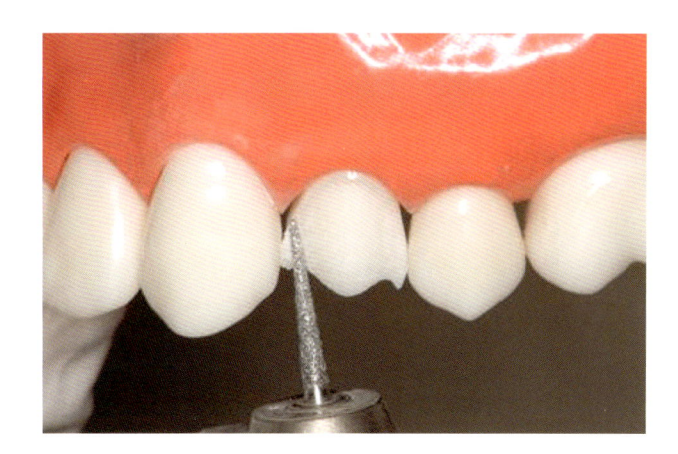

図3-110　槍状のバーを用いて、頬側と舌側から隣在歯を傷つけないように接触点の1〜2mm手前まで削除する。

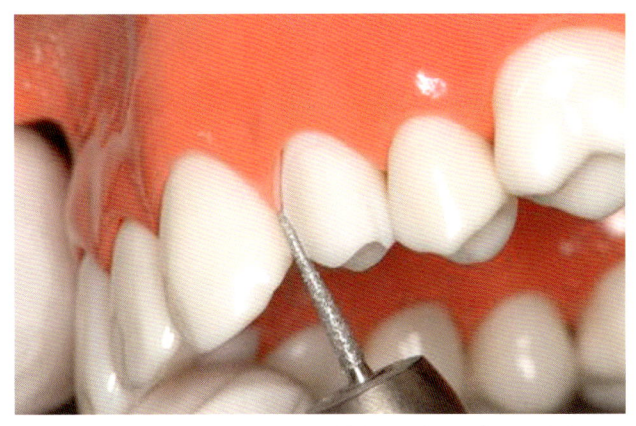

図3-111　バーを頬側あるいは舌側から斜めに当てて注意深く接触点を削除する。

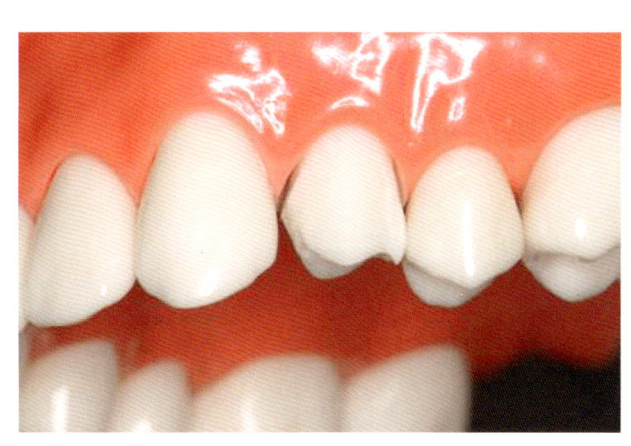

図3-112　接触点部のエナメルを一層残す意識で行うときれいに削除できる。

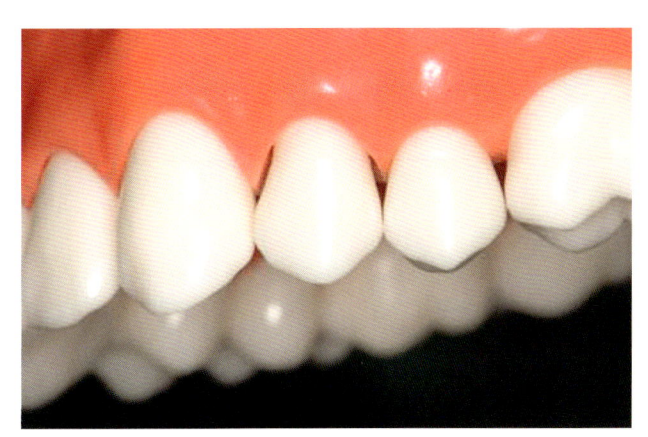

図3-113　小臼歯では隣接接触点から歯頸部まではかなり近遠心的な距離があるので隣在歯を傷つけることは少ない。

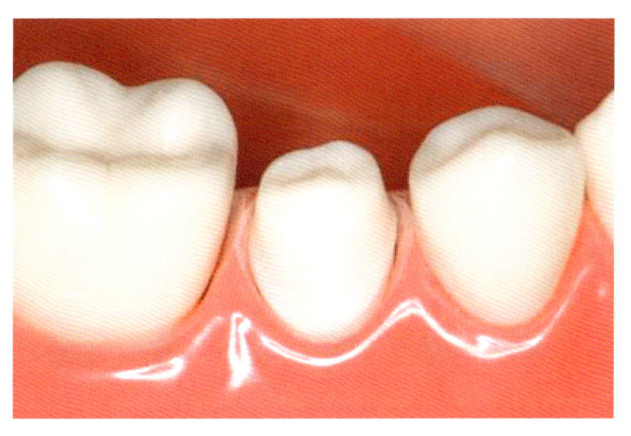

図3-114　小臼歯の遠心辺縁は全部鋳造冠でもナイフエッジ型かライトシャンファー型とする。

CHAPTER 3

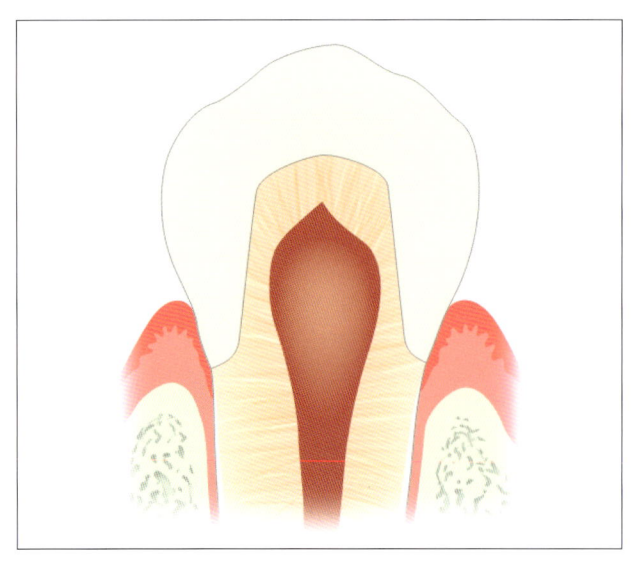

図3-115 小臼歯で近遠心面の辺縁をシャンファー型に形成すると、支台歯が細くなり露髄や破折の危険性が増す。

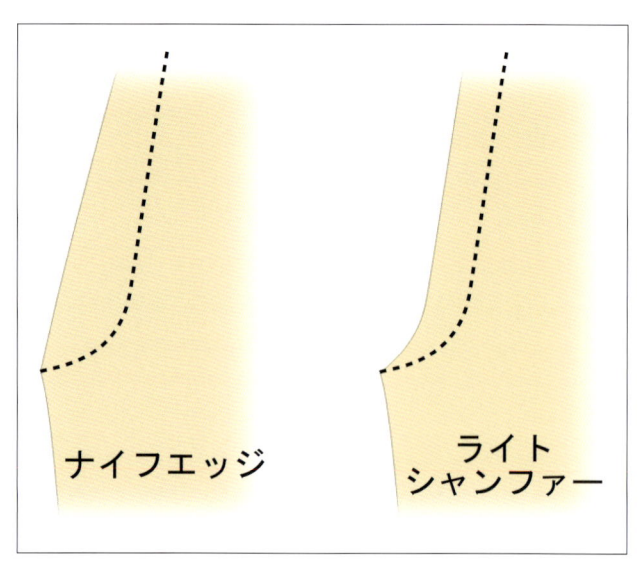

図3-116 マージン形態はシャンファー型よりもナイフエッジ型、ライトシャンファー型のほうが歯質削除量は少なくて済む。

ナイフエッジ　ライトシャンファー

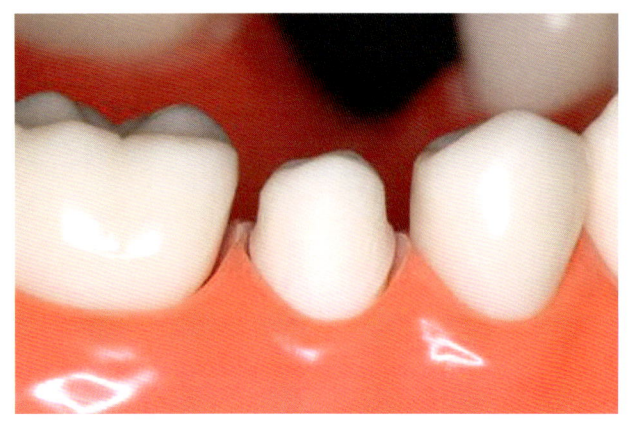

図3-117 小臼歯では近遠心の軸面はテーパーをできるだけ抑えて形成する。

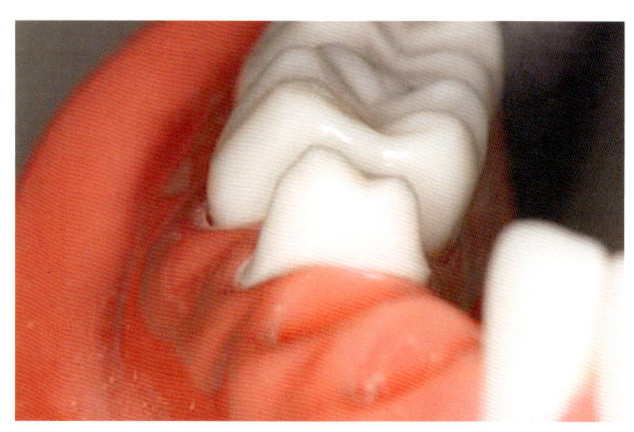

図3-118 頬舌側の軸面テーパーは近遠心に比較すると相対的に強くなる。

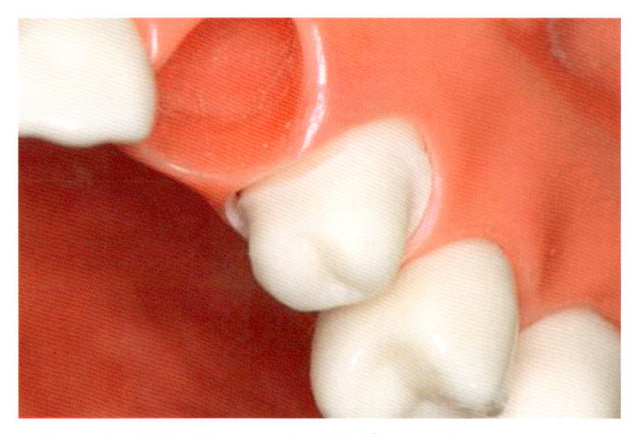

図3-119 隣接面部でマージン形態がショルダーからナイフエッジ、またはライトシャンファーに移行する。

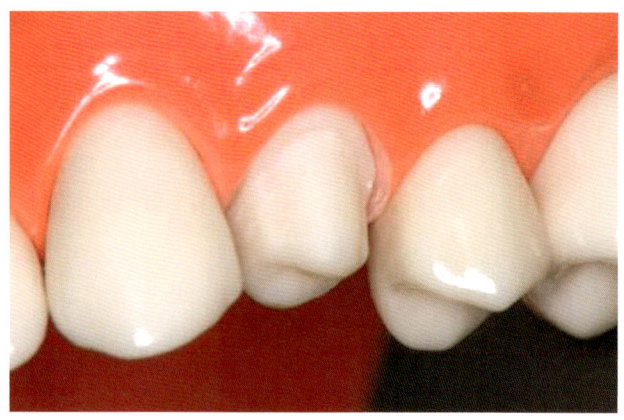

図3-120 ウィング型で前装鋳造冠用の支台歯形成がなされた上顎第一小臼歯。

歯頸部辺縁の修正：移行部に注意

　歯頸部辺縁の修正では軸面のテーパーを変えないようにして、形成マージンの位置を歯肉縁下0.5mmにまで下げてやる。

　基本的にはこれまで述べてきたのと同様の方法で行えばよいのだが、隣接面のラウンデッドショルダー型からライトシャンファー型あるいはナイフエッジ型に移行する部分は注意が必要である。

　具体的には、この移行部で形成マージンの位置を完全に一致させるのは困難なので、図3-121のようにラウンデッドショルダー型のマージンが、ライトシャンファー型あるいはナイフエッジ型のマージンよりやや上、すなわち咬合面側にくるように形成するとよい。これが図3-122のように逆の関係になると、辺縁の移行部分で段差ができてしまう。すると全周の形成マージンを結んだ線が滑らかな曲線とはならないため、クラウンの適合性や辺縁封鎖などの点で問題が生じやすくなる。したがってこの部分はライトシャンファーあるいはナイフエッジのマージンが、ラウンデッドショルダーのマージンをわずかに覆うような形態とし、形成マージンを結んだ線が角のない滑らかな曲線となるように形成するのがよい。

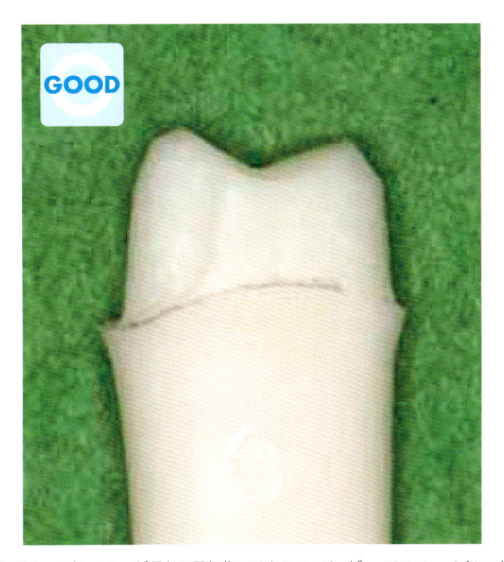

図3-121　ウィング型の形成ではショルダーのマージンをナイフエッジかライトシャンファーのマージンがわずかに覆う形になる。

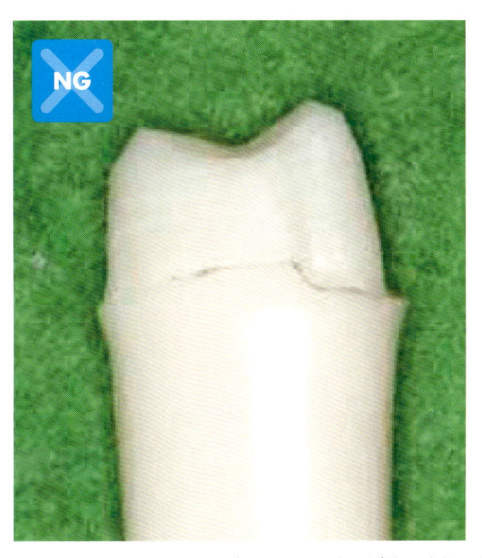

図3-122　このようにショルダーのマージンが歯頸側にくると、フィニッシングラインに段差ができてしまう。

仕上げの確認：確認事項をしっかりと

　最終的な仕上げと確認はこれまでの方法と変わらない。すなわちマイクロモーターのコントラアングルハンドピースに、微粒子のダイヤモンドバーあるいはカーボランダムポイントを付けて、5000rpm程度の低速回転で形成面に残った粗い傷を落として滑らかにしてやる。

　形態を確認する時も、まず対合歯とのクリアランスは十分かどうか、もし陶材焼付鋳造冠ならば頬側も1.5mm以上は必要である（図3-123）。また軸面のテーパーは適切かどうか（図3-124）、咬合面から見た時に支台歯の咬合面が歯頸部を輪切りにした外形と相似形となっているかどうかを確認する。

　ただし上顎小臼歯の場合は、近遠心はテーパーがやや弱く形成マージンもライトシャンファー型かナイフエッジ型に形成するので、歯頸部を輪切りにした外形よりはやや近遠心的に膨らんだ楕円形あるいはへちま形となるのが正しい（図3-125）。

　さらに形成マージンの位置、形成面の傷などについても確認する。

　そして重要なことは前歯の時と同様に咬合面から歯列を見た場合、形成した支台歯の頬側咬頭頂部は隣在する犬歯の切縁と第二小臼歯の頬側咬頭頂よりも、舌側に位置していなければならない（図3-126）。これらのことを確認して上顎小臼歯の支台歯形成が完了する。

前装鋳造冠の支台歯形成
テクニカルアドバイス

最終確認は咬合面からも忘れずに

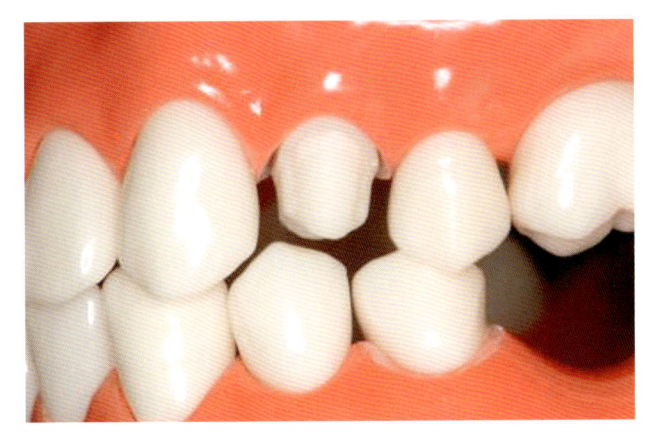

図3-123　対合歯とのクリアランスの確認、陶材焼付鋳造冠ならば頬側も1.5mm以上は必要である。

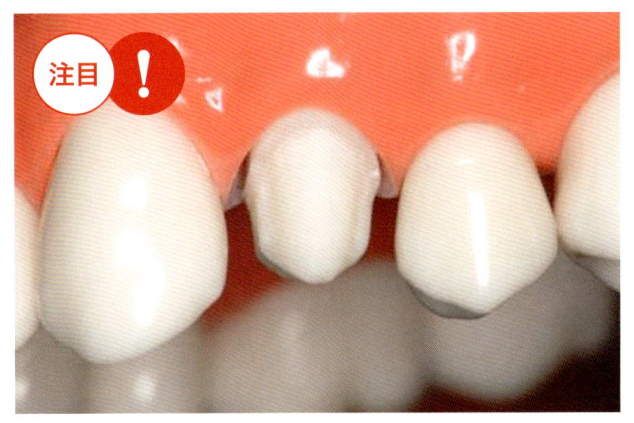

図3-124　軸面テーパーは適切かどうか確認する。

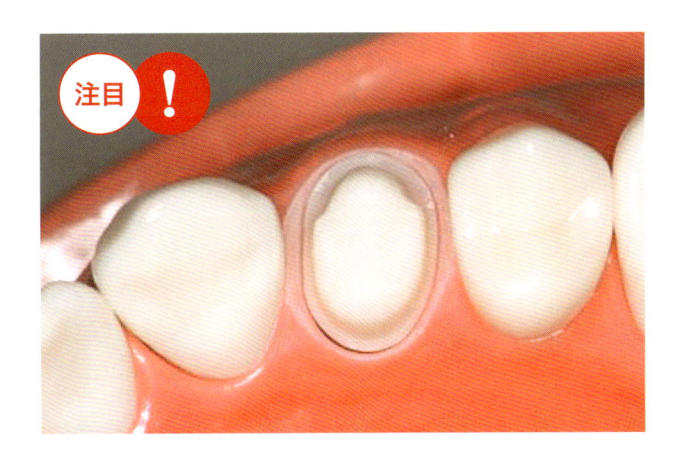

図3-125　咬合面の外形が歯頸部を水平に輪切りにした外形と相似形になっているかどうかを確認する。

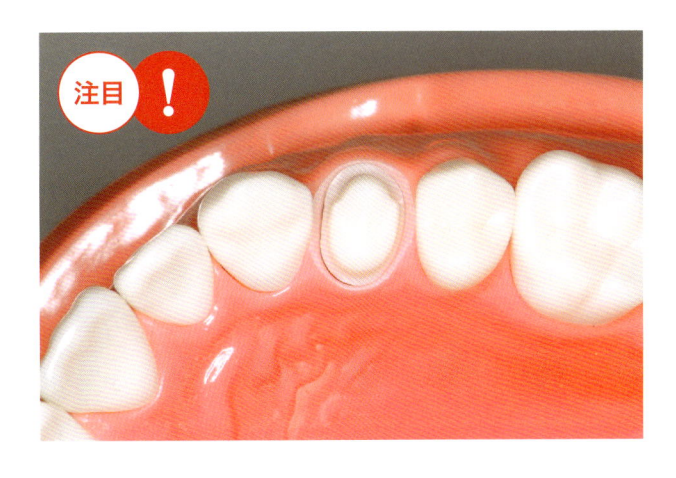

図3-126　支台歯の頬側咬頭頂が犬歯咬頭頂と第二小臼歯頬側咬頭頂を結んだラインよりも舌側に位置していなければならない。

CHAPTER 4

接着ブリッジ用部分被覆冠の支台歯形成テクニカルアドバイス

① 形成前に頭にいれておきたい重要事項

部分被覆冠のデザインにはそれぞれ意味がある

　ピンレッジや3/4冠、4/5冠などに代表される従来の部分被覆冠は、歯質削除量が少なく審美性も良好なことが評価され、単独の歯冠修復のみならずブリッジのリテーナーとしても広く用いられてきた。しかし、

　これらの部分被覆冠は複雑な形状を呈するため、被覆面積に比較して長い辺縁を有している。また、歯質削除を少なくしたことに起因する構造上の問題から、全部被覆冠に比べて機械的強度が低く、咬合圧による変形を生じやすい。

　このため、リン酸亜鉛セメントやグラスアイオノマーセメントなどの溶解性が高く、材質強度の低い装着材料を用いると、支台歯からの脱離や二次う蝕が発生しやすいことが指摘されてきた。
　1980年代初頭にスーパーボンドやパナビアEXなどの接着性レジンセメントが実用化されると、まったく新しい概念の部分被覆冠をリテーナーとして用いる接着ブリッジが考案された。これは支台歯の歯質削除を最小限にとどめるMI (minimal intervention) の概念に則っている。最近では健康保険への導入もなされて、少数歯欠損の補綴処置において支台歯が健全歯であれば、インプラントとともにファーストチョイスに挙げられることが増えてきた。
　初期の接着ブリッジのリテーナーに使われた部分被覆冠は、1970～80年代にかけて欧米で開発されたロチェットブリッジ (図4-1) やメリーランドブリッジ (図4-2) のデザインをほぼ忠実に受け継いでいた。ところが、これらのデザインでは接着ブリッジのリテーナーに必要な高い剛性強度の確保が困難だったため、メタル部分に変形を生じて脱落する症例が数多く見られた。当初は、この脱落の原因が接着面積の不足に起因すると考えられたため、3/4冠や4/5冠に近い形状も試みられた。しかし、

　原因は剛性強度の不足にあることが明らかとなってからは、もっぱらメタル厚さの増加による対応が行われた。

　剛性強度の改善により、接着界面で剥離して脱離に至る事故は減少した。しかし、

　今度はエナメル質が破折して脱離を生じる症例が臼歯部で目立つようになってきた。

　これは剛性の増加で接着強度が向上したため、それよりも強度の低い歯質内に応力が集中したためと考えられた。さまざまな解決策が模索されたが、臼歯部リテーナー用としては、D字形状をした部分被覆冠が考案され現在に至っている。前歯部では加わる咬合圧が比較的小さいことから、歯質内での破折を生じる症例が少なかった。このため、メリーランドブリッジに近い形状を保った部分被覆冠が現在も使用されている。

接着ブリッジ用部分被覆冠の支台歯形成
テクニカルアドバイス

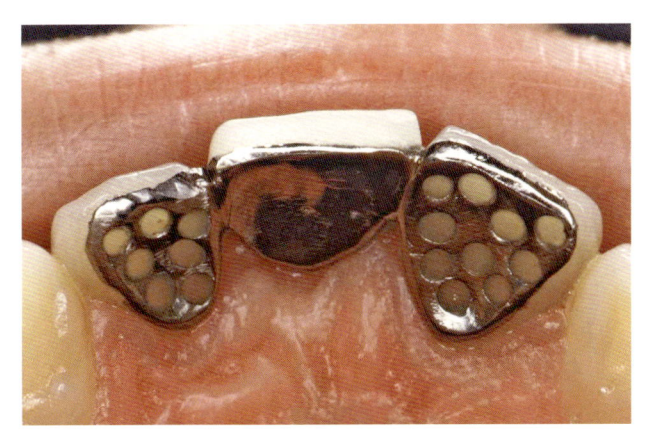

図4-1　ロチェットブリッジでは、接着性をもたないレジンセメントや充填用コンポジットレジンを用いて支台歯への装着を行った。支台歯にはエナメルエッチングを施し、リテーナーには外開きの維持孔が付与されていた。

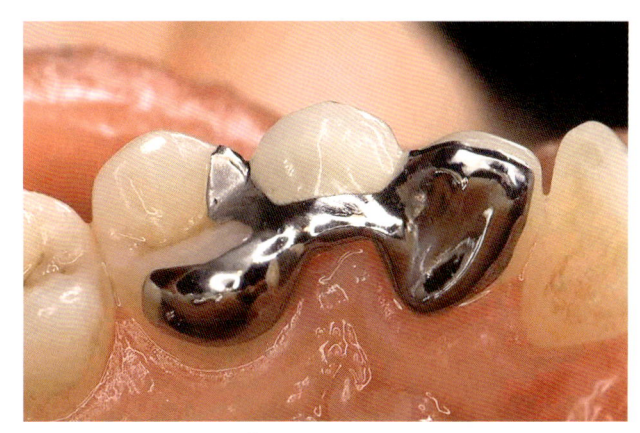

図4-2　メリーランドブリッジもリテーナーに機械的維持孔を有していた。しかし、貫通していないため、接着ブリッジに類似した外観を示している。

接着システムとリテーナー用部分被覆冠のデザインの関係

　接着ブリッジは支台歯のエナメル質部分に接着することが原則となっている。これはデンティンに対してよりも高い接着強さと接着耐久性が得られるためである。このため、

　支台歯の接着用表面処理は、接着ブリッジが臨床に導入された1980年代初めから現在に至るまで、リン酸エッチングがもっとも効果的とされている。

　これに対して、リテーナーすなわち金属被着面の表面処理方法は変遷が著しく、酸化表面処理に始まり、現在のプライマーシステムやトリボケミカル処理に至っている。しかし、

　接着性能全般が向上したかというと必ずしもそうではなく、接着耐久性や操作性の改善は著しくても、接着強さの向上はわずかで、初期の値とほとんど変化していない。

　これは、接着性モノマーや表面処理法が進化しても、ベースとなる接着材、すなわちレジンセメントの材質として1980年代とほぼ同様の組成のコンポジットレジンやMMAレジンが使われており、それらの凝集強度である30MPa前後の値にとどまるためである。リテーナーのデザインは、接着強さの不足を補ったり、支台歯歯質の損傷を防ぐための改良が加えられて現在に至っている。

CHAPTER 4

リテーナーの要件

　接着界面は、荷重される方向により、引張り、剪断、圧縮の3種類の接着強さを発揮する。このうち、引張りと剪断の接着強さはほぼ同様の値を示すものの、圧縮接着強さだけが10倍近いきわめて高い値となる。

　接着ブリッジが咬合圧に耐えて支台歯に維持されるのは、接着という言葉で真っ先にイメージされる引張りや剪断の接着強さによるものと誤解されやすい。しかし、実際には咬合圧をできるだけ圧縮方向で受け止め、接着界面に引っ張り荷重や剪断荷重はできるだけ加わらないようにすることが、長期にわたって接着維持を可能にする要件となる。

　リテーナーの設計上、もうひとつ重要なのが剛性強度の確保である。

　ブリッジ各部の剛性が高く、リテーナーに変形を生じなければ、加わった外力はリテーナーの接着界面全体に分散する。そのため、単位面積当たりではわずかな荷重量としかならない（図4-3）。ところが、剛性不足により変形を生じると、外力は変形し始めているリテーナーの特定の部位だけに集中する。このため、単位面積当たりでは強大な荷重となり、その部位に剥離が発生する。それ以後も、外力が加わるたびにリテーナーの変形が進行して剥離も拡大する（図4-4）。

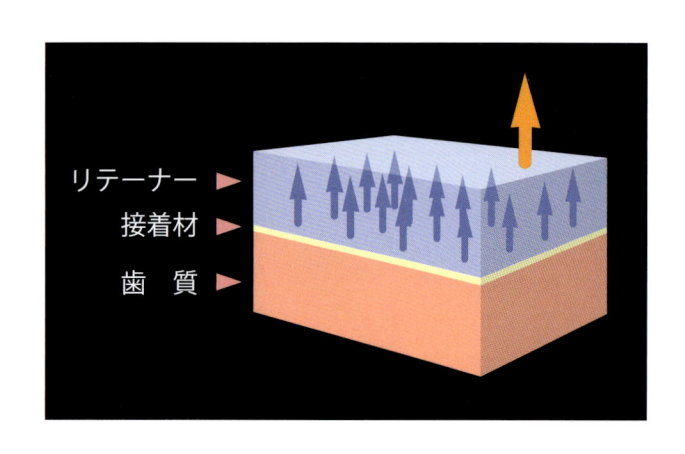

図4-3　リテーナーの剛性が高くて変形を生じなければ、加わった外力は均等な応力として接着界面全体に分散する。したがって、剥離が生じにくい。

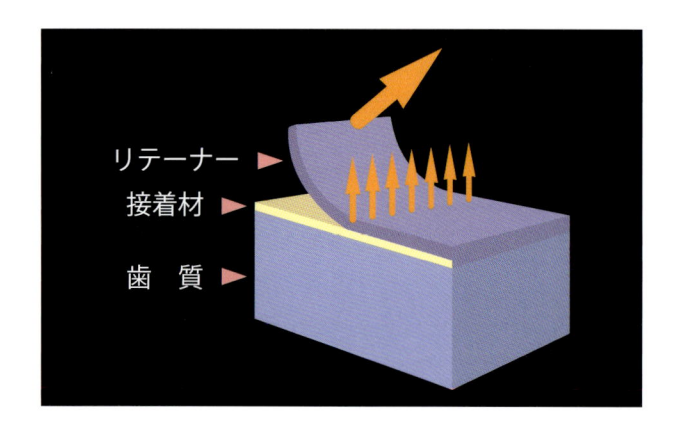

図4-4　リテーナーの剛性が低くて変形を生じると、外力は変形をきたした部分だけに集中して大きな応力となる。このため、変形部分から剥離が始まり、周囲に拡大する。

接着ブリッジ用部分被覆冠の支台歯形成
テクニカルアドバイス

　リテーナーの剛性強度を十分に確保するためには、変形を生じにくい構造にするか、メタル厚さの増大が必要となる。前歯部リテーナーでは、隣接面グルーブや舌面のレッジなどが剛性強度の向上に重要な役割を担っている。また、臼歯部の初期のリテーナーデザインでは、舌側メタルが遊離端のまま放置されていたため剛性が低く、支台歯から離れる方向に変形して剥離を生じやすかった（図4-5 a、b）。このため、メタル厚さを増大させる必要があり、リテーナー下部が不潔域になったり、舌感を損なうなどの問題が生じた。

　最近のD字型デザインでは、舌側メタルの遊離端部分が咬合面の窩洞部分と結合されているため、変形を生じにくい（図4-6 a、b）。このため、舌面のメタル部分を初期のデザインよりも薄くすることが可能となっている。

　リテーナーに必要なメタル厚さは、リテーナーのデザインにより違ってくる。舌面だけを被覆する初期の頃の前歯部リテーナーでは、メタル厚さと装着強さの関係は図4-7のようになる。したがって、1.5mm程度の厚さを必要としたが、現在の前歯部リテーナーは隣接面の削除やグルーブの付与などの構造改善により、0.8mm程度まで必要厚さが減らされている。

　また、リテーナーとポンティックの結合部も剛性が不足すると、ブリッジのフレーム全体の剛性が低下する。

　このことは装着強さの低下に直結するため、前歯、臼歯ともに欠損側隣接面の歯質削除が不可欠となる。リテーナーとポンティックの結合部分の断面積が増すことによりフレームの剛性が向上する。

図4-5a、b
　初期の臼歯部接着ブリッジと、その支台歯の水平断面。初期の接着ブリッジでは舌側のリテーナー部分が広がってしまうように変形を生じやすかった。
a: 初期の接着ブリッジの臨床例
b: 支台歯の水平断面

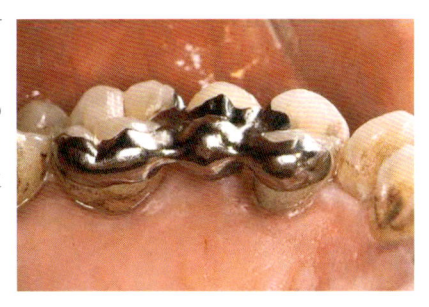

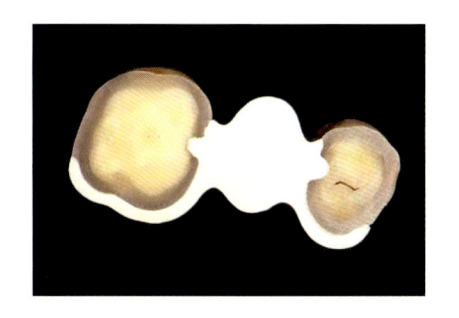

図4-6a、b
　最近の臼歯部接着ブリッジと、その支台歯の水平断面。最近のデザインでは変形が生じにくいD字形状となっている。
a: 最近の接着ブリッジの臨床例
b: 支台歯の水平断面

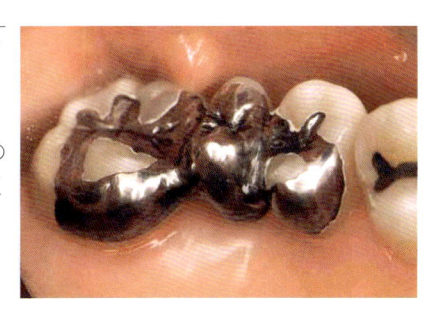

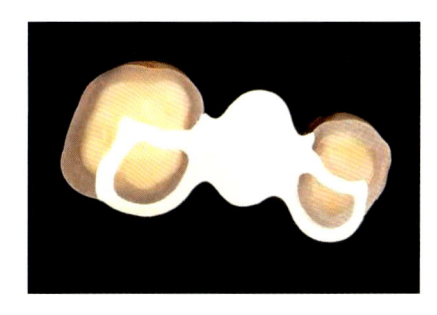

図4-7　前歯部リテーナーのメタル厚さと剥離強さの関係。初期のリテーナーでは、最厚部で1.5mm程度の厚さを有することが望ましかった。最近では0.8mm程度で十分な接着強さを得ることが可能である。

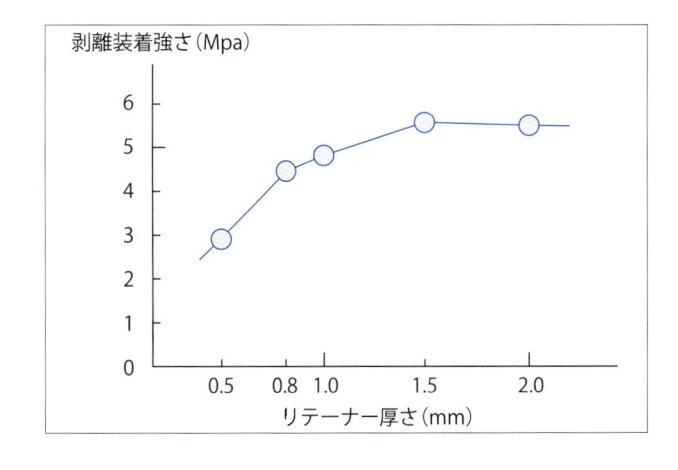

リテーナーの設計

1）前歯部のリテーナーデザイン

上顎前歯部のリテーナーには、舌面が全面メタルのタイプと、舌面の中央が穿孔しているタイプの2種類の基本デザインがある（図4-8 a、b）。一般的に用いられるのは全面メタルのタイプである。

どちらのタイプも舌面および欠損側隣接面の削除が不可欠であり、欠損側と反対側の隣接面も一部削除して、3/4冠に類似した形成となる。

隣接面にグルーブを付与することが多く、舌面にレッジやピンなどを追加する場合もある。これは補助維持として働くとともに、咬合圧を圧縮応力として受け止め、接着界面に引張りや剪断応力として加わることをできるだけ防ぐためである。またブリッジの装着時に位置がズレないためのガイドとしても用いられる。

切端側および唇側のマージン位置は、冠の被着面積を決定する重要な要素である。被着面積が少なすぎれば接着維持力が不足するとともに、冠周囲から接着界面への水の拡散剥離が生じやすくなって、剥離の原因となる。

しかし、いたずらに拡大すれば、審美性が悪化するだけではなく、メタルに薄い部分が生じやすく、変形が起こる可能性が大となる。

通常、切縁の1mm程度手前に設定するが、歯冠長が十分ある支台歯では歯冠長の3/4程度でとどめる場合もある。欠損側隣接面のマージンは、メタル露出による審美性障害を生じない範囲でできるだけ唇側に拡大することが望ましい。これは接着面積の増加にとどまらず、リテーナーの剛性強度向上、ポンティックとの結合部の強化などにも有効にはたらく。歯頸側のマージンは歯肉縁から1mm以上離して縁上に設定することが望ましい。これはリテーナー部分に生じやすいオーバーカントゥアの為害作用から歯周組織を保護するためである。実際には、TBIを徹底することで歯肉縁と等高に設定される場合も多くある。マージンの形態はメタル辺縁の変形を防止するために、できる限りラウンドベベルやシャンファーとするが、欠損側隣接面の歯頸部側などではナイフエッジとなることもある。

舌面の形成ではエナメル質の厚みの1/2程度を削除する。日本人の上顎中切歯舌面の平均的エナメル質厚さは1.2～1.5mm程度であり、上記の歯質削除により0.8～1mm程度のメタル厚さを確保する。なお、接着ブリッジの形成では通常は麻酔処置は施さない。これは、歯質削除の大部分がエナメル質に限局されるため支台歯形成中に疼痛が生じることが少ないことに加えて、エナメル質の過剰削除を防止するためでもある。患者が疼痛を訴えた場合にはデンティンが露出する可能性が高く、それ以上の削除を控えなくてはならない。その際に、十分なクリアランスが確保できていなければ対合歯の削除を行う。

舌面に穿孔のあるタイプのリテーナーは、咬合が深く

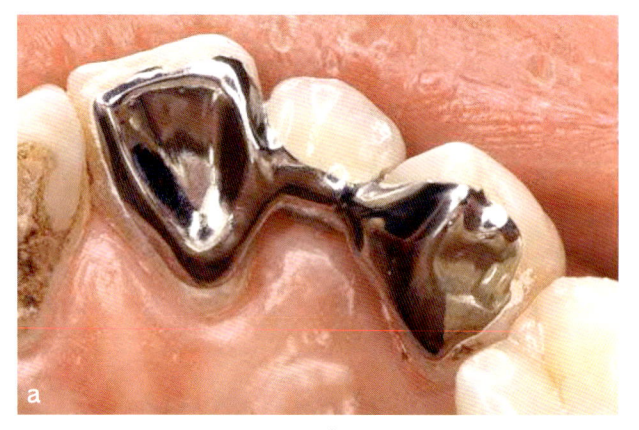

図4-8a、b　最近の前歯部接着ブリッジの2種類のリテーナーデザイン。
a：一般的な全面メタルのリテーナー
b：舌面中央に開口部を有するリテーナー

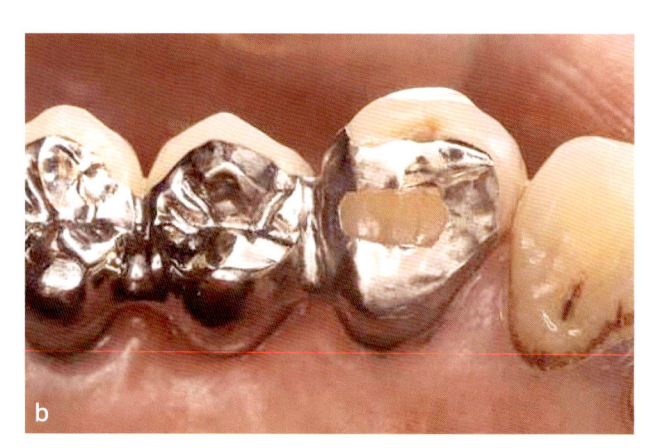

緊密でリテーナーに十分なメタル厚さを確保しにくい症例に用いられる。舌面以外は全面メタルのタイプと同様の形状を有している。舌面はセントリックストップの部分を中心に島状に歯質を残し、この部分のリテーナーが薄くなることを防いでいる。切端寄りの部分はリテーナーが薄くて細くなりがちのため、エナメル質の削除を深めに行い、メタルに1〜1.2mmの厚さを確保する。

下顎前歯のリテーナーには全面メタルのタイプが用いられることが多い。これは、対合歯との咬合の関係でメタル厚さの確保が容易なためである。舌面の歯質を削除せずにブリッジを製作する場合もあるが、欠損側隣接面の削除だけはポンティックとの結合部を強化するために省略してはいけない。

2) 臼歯部のリテーナーデザイン

臼歯部のリテーナーでは、欠損側隣接面、咬合面、舌側軸面を削除するD字型デザインが一般的になっている（図4-9）。

このデザインでは舌側や口蓋側の咬頭の削除が少ないため、形成後もセントリックストップが維持される。このため、支台歯の移動を防止するための本格的なテンポラリーブリッジを必要としない。また、最後臼歯を支台とする症例でも、咬合器上で正確な咬合状態を再現しやすいという利点も有している。

リテーナーの舌側部分は接着維持の主体となるとともに、ブリッジの長軸方向を軸とする回転運動を防止する。咬合面部分は咬合圧を圧縮応力として受け止め、舌側部分の接着界面にできるだけ剪断や引っ張り応力が加わらないようにする（図4-10）。

臼歯部のリテーナーの大きさは、頬舌幅は中央の裂溝から舌面軸面までの解剖学的距離により自動的に決まってくる。近遠心的には、小臼歯であれば欠損側隣接面から始まり、反対側の隣在歯接触点の手前1mm程度までとなる。これより手前でとどめると、リテーナーの大きさが不足して十分な被着面積が得られない。本書でも使用した、日本人の標準的サイズのメラミン製小臼歯（ニッシン、A5-500#24）を例にとれば、咬合面の中央を走る部分を辺縁心的長さで測って6.5mm程度である。

大臼歯リテーナーの大きさについては小臼歯部リテーナーのサイズを基準とすれば良く、欠損部の状況や咬合状態などによってこれを拡大する。なお、舌側部分のメタル断面は逆洋梨状として、最厚部をできるだけ歯肉縁から離して清掃性を高めることが望ましい。

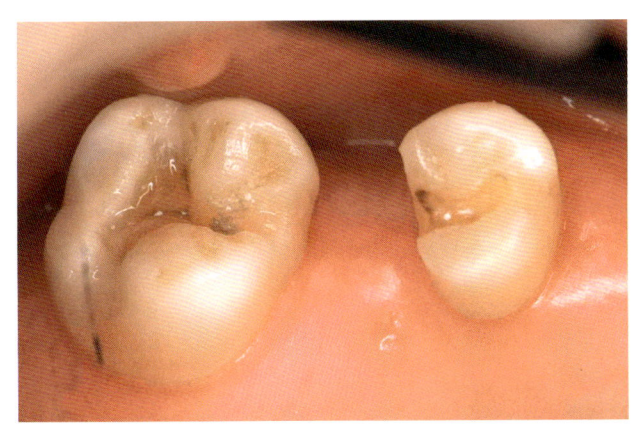

図4-9　最近の臼歯部接着ブリッジにおける支台歯形成。

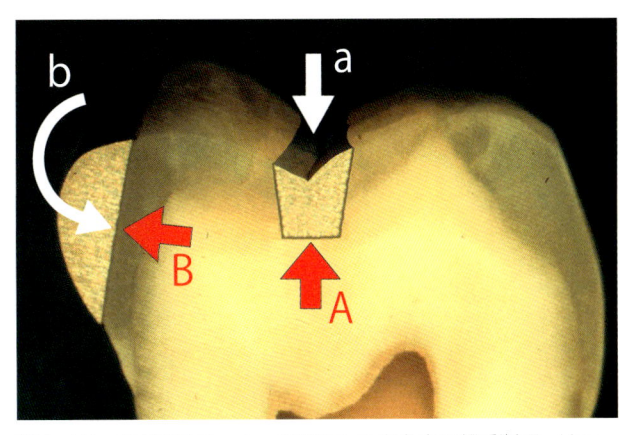

図4-10　D字型リテーナーを装着した支台歯の頬舌断面。リテーナーの各部分が、白矢印のような外力を、赤矢印のような圧縮応力として受け止める構造になっている。

既存修復の扱い

支台歯にインレー、アマルガム、コンポジットレジンなどによる修復がなされている場合には除去することが原則となる。裏層セメントも材質にかかわらずすべて除去する。

装着用レジンセメントの接着強さは歯質と充填材料では大きく違っている。このため、修復物を残存させたまま支台歯形成を行ってリテーナーを装着すると、接着強さの違いから応力集中部位が発生して剥離を生じやすい。

充填用コンポジットレジンとレジンセメントは、どちらもレジン系の材料であることから、良好に接着すると考えがちである。しかし、両者の接着強さは想像以上に低く、耐久性も劣っている。したがって、歯質と一体化しているような理想的なコンポジットレジン充填であっても、リテーナーを装着すれば剥離の起始点となる可能性が大きい（図4-11）。修復物を除去してできた窩洞はリテーナーに取り込み、一体化した形状とする（図4-12）。なお、歯髄保護などのため裏層を必要とする場合には、リテーナー内面のメタルを削除して、その部分だけレジンセメント層を厚くすることで対応する。

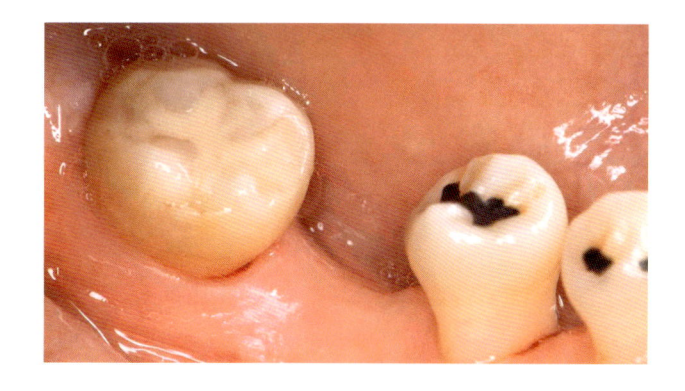

図4-11 支台歯形成に先立ち、充填物や履層セメントなどすべての修復物を除去することが必要である。

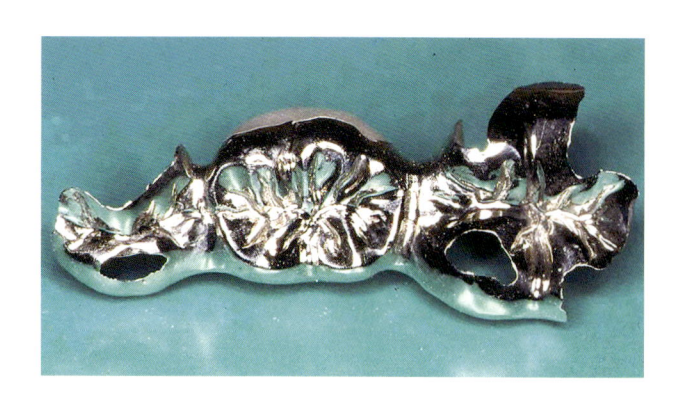

図4-12 修復物を除去してできた歯質の欠損部は、リテーナーをそこまで拡大した形状でデザインして対応する。

② 前歯部リテーナー用部分被覆冠の支台歯形成

審美性が確保できなければ意味がない

隣接面の削除、形成：ブリッジの接着強さは削除部分の辺縁の位置で決まる

　接着リテーナーにおける軸面形成は、原則としては第2章で述べられている全部鋳造冠や前装冠などの場合と同様に行えばよい。しかも辺縁が歯肉縁上や歯肉縁と等高に設定されることが多いため、歯肉を傷つけることが少なく、かつ直視下で作業を行うことができる。したがって、全部被覆冠に比べて形成は容易である。

　上顎右側中切歯を支台歯とする場合の削除範囲を図4-13に示した。

　削除部分の辺縁位置はブリッジの装着強さや審美性に大きく影響する。

　そのため、形成に先立って、削除部分の外形ラインを鉛筆や細いマーカーペンを用いて支台歯に書き込んでおくと形成が容易となる。その際、実際の削除範囲よりも0.5mm程度内側にして、形成の仕上げ時に削りすぎないようにする。また、油性マーカーで書いたラインは、常温重合レジンのモノマー液を染ませた小綿球で払拭すれば容易に消去や修正することが可能である。

　最初に、支台歯の欠損側隣接面を先端にRが付与されたダイヤモンドポイントを用いて形成する。

　従来型のブリッジの場合には、隣在歯などの制約によりブリッジの挿入方向が歯軸の向きと一致しない場合もある。接着ブリッジの場合には嵌合維持の要素が少ないため、挿入方向は自由度が高く、形成時のポイントの方向は歯軸と平行にすればよい。

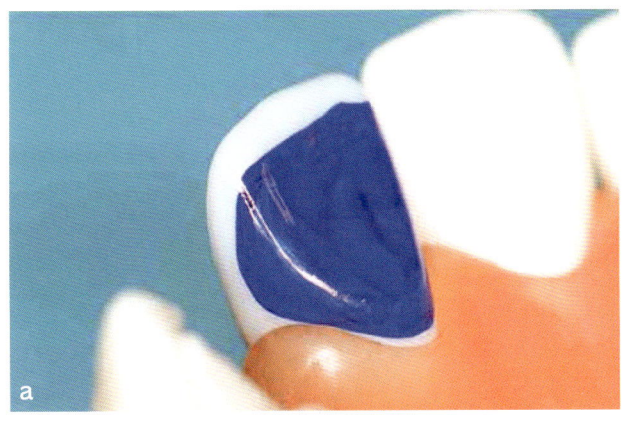

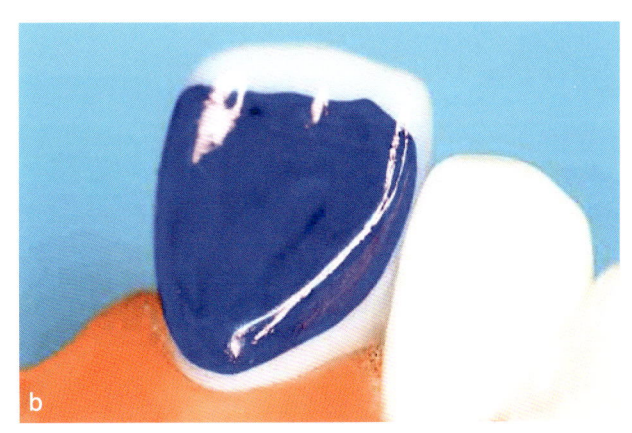

図4-13a、b　前歯部接着ブリッジにおける支台歯の削除範囲を示している。欠損側隣接面は、リテーナーとポンティックの結合部分を強化するために必ず削除を施さなくてはならない。反対側の隣接面では削除範囲を少なくとどめることが可能である。
a：欠損側隣接面観
b：欠損側反対面観

頬側のマージン位置は、メタルが露出して審美性が損なわれないようにするためきわめて重要である。先に描記した辺縁のラインが、唇側から見て完全に見えないことを確認してから切削を行う。原則としては頬側の隅角よりも1mm程度舌側寄りにする（図4-14）。

この部分の形成で失敗しないためには、唇側マージンの形成は2mm舌側よりから始めて、徐々に頬側に拡大をする。その際に、鉛筆等でマージンの位置を絶えず印記しながら、削除部分が露出しないことを確認しつつ慎重に切削を行う。

頬側のマージンは中程度のシャンファー形態にして、メタル辺縁に十分な強度を与えられるようにする（図4-15）。この後、同じバーを使用して舌側の軸面形成を行う（図4-16）。

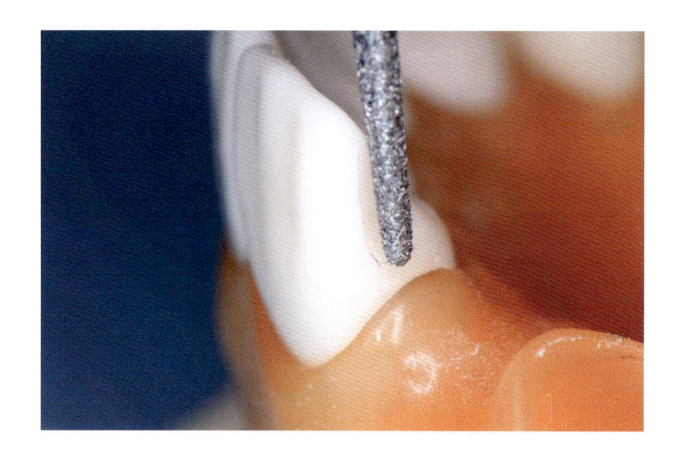

図4-14　先端にRのついたダイヤモンドポイントで欠損側隣接面の削除を行う。頬側のマージンは審美性に配慮して隅角を超えない範囲に設定する。

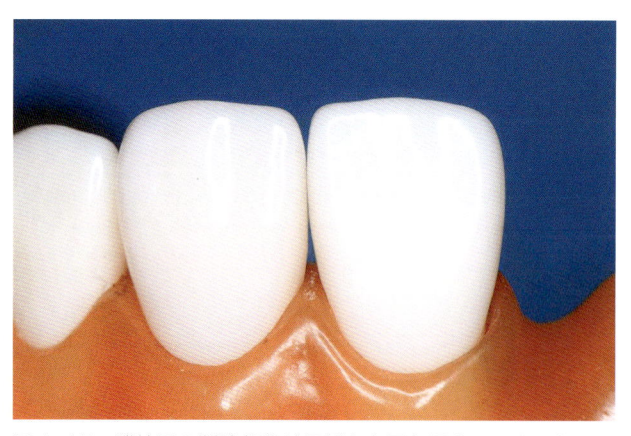

図4-15　隣接面の削除部分は唇側から見た場合にできるだけ露出しないようにする。

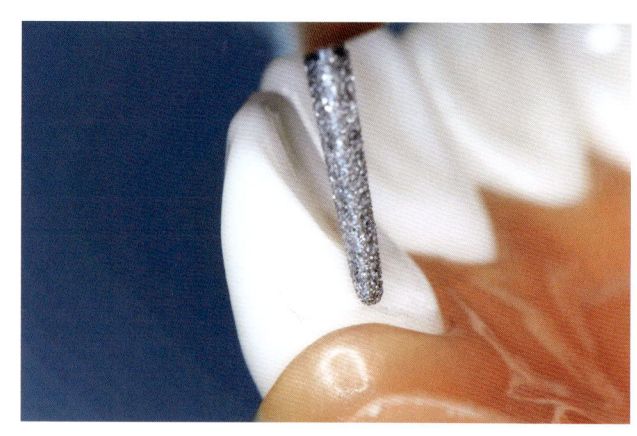

図4-16　歯肉側マージンはできるだけ歯周組織への影響を少なくするために、歯肉縁上に設定し、軽いシャンファー形態とする。

接着ブリッジ用部分被覆冠の支台歯形成
テクニカルアドバイス

　この際、舌側結節部分での立ち上がりを嵌合維持に利用しようとして、ポイントを歯軸方向にして形成すると、立ち上がりの頂上付近でメタルが薄くなる可能性がある。このため通常の歯冠長を有する支台歯であれば、ポイントは歯軸方向よりやや頬側に傾斜させて形成を行い、メタルの厚さを確保できるようにする（図4-17、18）。

　マージンは歯肉縁上に設定し、軽いシャンファーとする（図4-19）。

　欠損側反対側の隣接面の形成では、ポンティックとの連結部分を強化する必要がないため、歯肉縁上のかなり高い位置にマージンを設定することが可能である（図4-20）。なお、被着面積が不足する支台歯では、欠損側と同様の形成が施され、3/4冠に類似した形状になる。

　この場合には、隣在歯を傷つけないために、できるだけ細い槍状のポイントを使用して接触点部を削除した後、シャンファー形成用のポイントに取り換えて形成を行う。

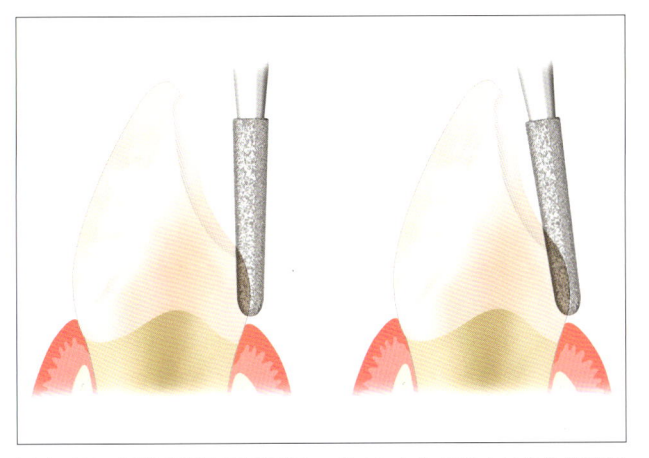

図4-17　舌側の軸面形成では、ポイントを歯軸よりやや頬側に傾斜させてメタルの厚さを確保する。

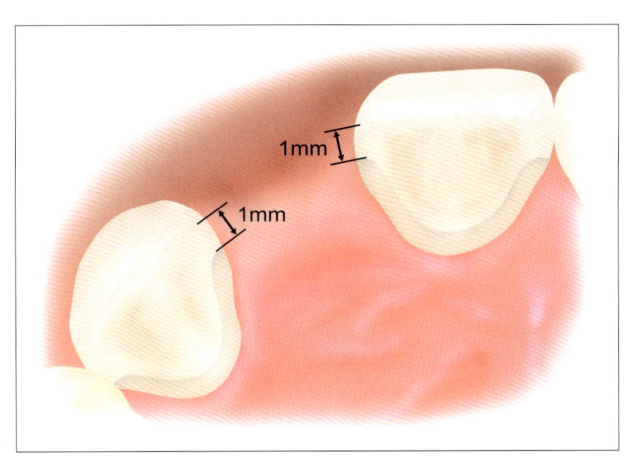

図4-18　欠損側のマージンは唇側の隅角よりも1mm舌側の位置に設定する。

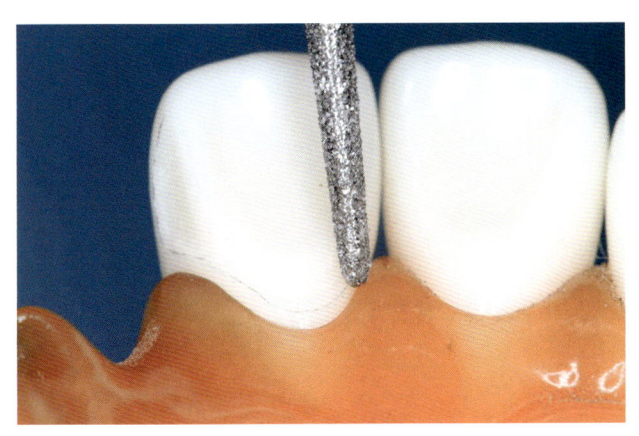

図4-19　舌面のマージンも隣接面と同様に、歯肉縁上でシャンファー形態とする。

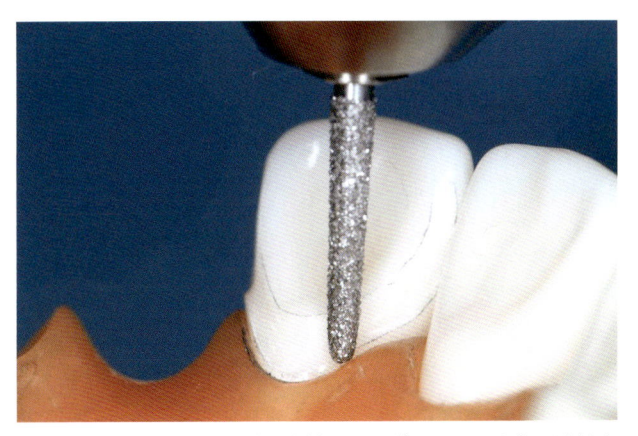

図4-20　欠損側と反対側の隣接面ではポンティックとの連結を考える必要がない。そのため、マージンを歯肉縁のかなり上方に設定してもよい。

舌面の削除：デンティンを露出させないための器具選びとグルーブがポイント

　舌面の削除方法は全部鋳造冠の場合とはかなり異なっている。

　これは、メタル厚さを確保しつつ、エナメル質を一層残さなければならないからである。

　使用するポイントも凹面を呈する舌面での削除を容易にするために、球形やナスビ型のダイヤモンドポイントを使用する。ガイドグルーブの深さも全部鋳造冠の場合の半分程度の深さとなる。

　切端側マージンの位置は支台歯の歯冠長に応じて決定するが、通常は切端より1mm程度内側とする。球形のダイヤモンドポイントを用いて、この切端則のマージンに沿ってポイントの直径の半分程度の深さのグルーブを形成する（図4-21）。この0.8mm程度の深さのグルーブが切端側のマージンとなり、ラウンドベベルに類似した形態となる。

　続いて同様にして舌面全体に0.8mm程度の深さのガイドグルーブを複数形成する（図4-22）。その後、球形やナスビ形をした比較的大型のポイントを用いて、残されたエナメル質部分を削除して舌面全体の形成を行う（図4-23）。デンティンが露出しかかると患者が疼痛を訴えるようになるので、それ以上の削除は行わない。

　もし疼痛が生じても対合歯とのクリアランスが十分に確保できていなければ対合歯の削除が必要となるが、削除はブリッジの試適時または装着後に行うことが望ましい。

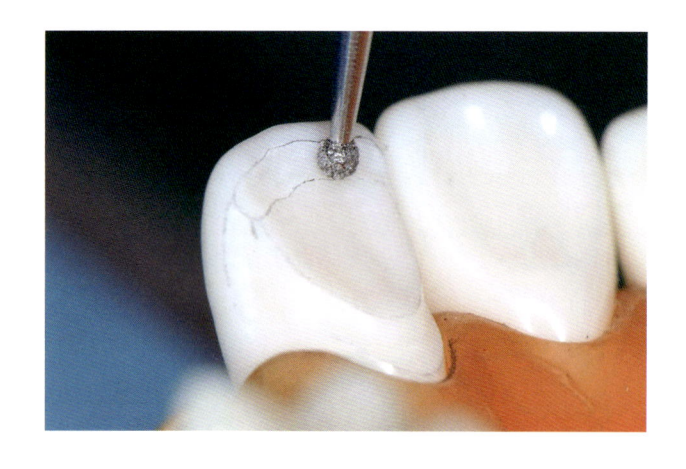

図4-21　球形のダイヤモンドポイントを使用して切端側のマージンを形成する。深さは0.8mm程度とする。

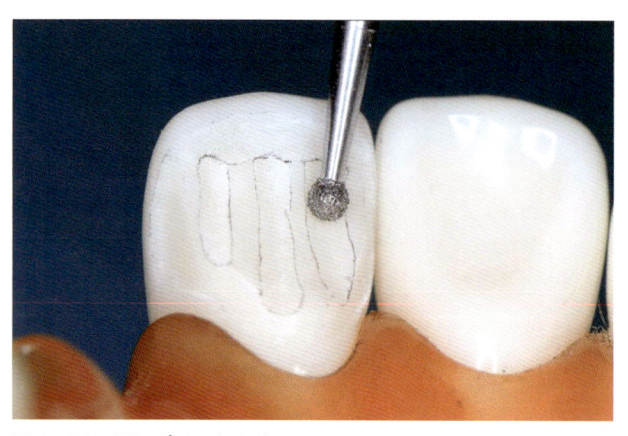

図4-22　同じポイントを使用して、舌面に0.8mm程度の深さのガイドグルーブを形成する。

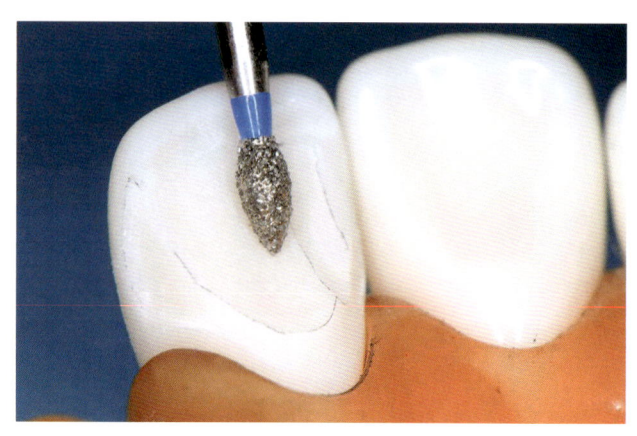

図4-23　蕾型やナス型のダイヤモンドポイントを使用して、ガイドグルーブの間のエナメル質を削除する。

接着ブリッジ用部分被覆冠の支台歯形成
テクニカルアドバイス

これは対合歯が挺出して咬合関係が不正確になるのを防ぐためである。なお、装着時に対合歯を削除することは、あらかじめ患者に説明して了解を得ておかなくてはならない。治療の失敗により対合歯削除を行う、というような誤解を患者にさせないためである。

深い舌面小窩については、咬合に影響しない限り小窩内のエナメル質を削除する必要はなく放置すればよい。

辺縁の修正と補助維持などの追加：デリケートな処置を行うためのコツを知ろう

両隣接面や舌面の不連続な辺縁が滑らかな形状で移行するように歯質削除を行う。

このようにデリケートな部分の形成には、5倍速マイクロモーターハンドピースを使用するとダイヤモンドポイントの回転数が自由にコントロールできて効果的である（図4-24）。

回転数を1,000回転程度まで低くすると切削部位の凹凸を指先に感じることができ、慣れれば凸部だけを削って凹部は削らないことにより、滑らかな面や線を削り出すことも可能となる。

次に隣接面にグルーブを付与する（図4-25）。通常グルーブはピンレッジのピンと同様に歯軸に対して45°程度傾斜させて付与される（図4-26）。

しかし、接着ブリッジではブリッジの挿入方向の自由度が比較的大きいため、状況に応じて角度をかなり変化させてもよい。

十分なグルーブ長を確保できない場合には、なるべく長いグルーブが確保できるような方向とする。正確にグルーブを付与するために、鉛筆などで支台歯にグルーブの位置を描記してから始めることが望ましい。

舌と軸面の交叉する線角の部分や、グルーブの起始点などに生じる隅角部は、ブリッジの適合性の向上と接着界面への応力集中を減らす目的で、角をわずかに丸めておく。

この作業は、削りすぎを防止するために茶色のシリコンポイントを用いて行ってもよい。

形成を終了した支台歯の作業模型を図4-27に示す。

図4-24　形成が不連続でマージンが滑らかに移行していない部分などの修正を行う。このようなデリケートな作業には、5倍速マイクロモーターハンドピースの使用が効果的である。
図4-25　先端がフラットでテーパーの付いたポイントを使用して、十分なグルーブ長が確保できる位置および方向にグルーブを形成する。

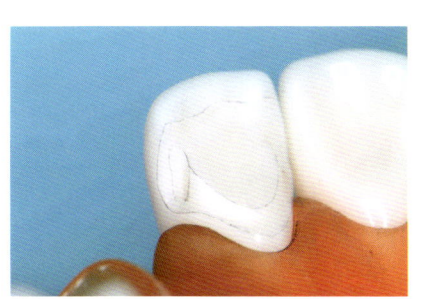

図4-26　グルーブは補助維持としてだけではなく、ブリッジの装着位置を決定するガイドとしての役割もある。また、ブリッジの剛性強度向上にも有効にはたらく。

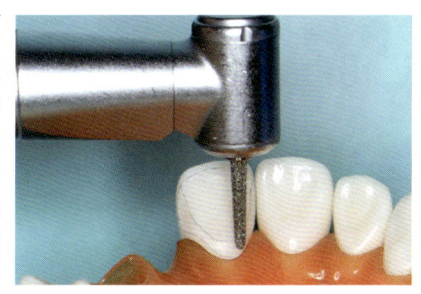

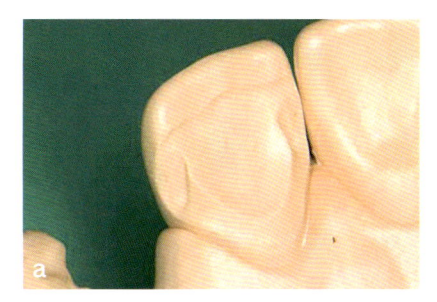

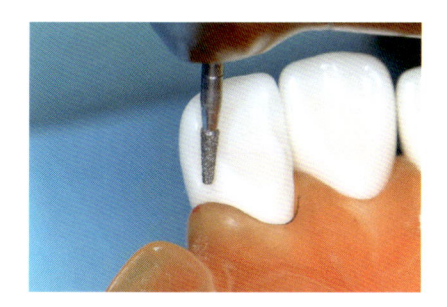

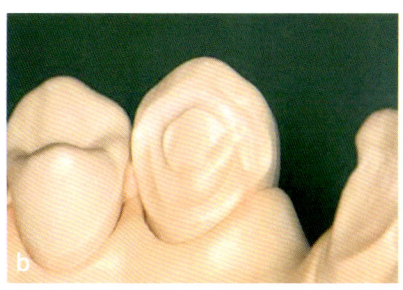

図4-27a、b　前歯部接着ブリッジのリテーナーとしての部分被覆冠の作業模型を示している。前歯のリテーナーデザインには、犬歯に示したような咬合接触部の歯質を削らず残すようなバリエーションも考案されている。
a:上顎切歯支台歯の作業模型／b:上顎犬歯支台歯の作業模型

③ 臼歯部のリテーナー用部分被覆冠の支台歯形成

剛性を考えリテーナーが変形しない形成を

隣接面および舌側面の削除、形成：軸方向は注意深く決定せよ

　上顎左側大臼歯および小臼歯を支台歯とする場合の削除範囲を図4-28に示した。

　臼歯部の接着リテーナーは、前歯部の接着リテーナーよりも嵌合維持の要素が大きいため、軸面形成時のポイントの方向は全部鋳造冠の場合に準じて注意深く決定しないと、ブリッジの挿入が困難という事態を生じかねない。

　前歯の場合と同様に、削除範囲を鉛筆やマーカーで印記してから形成を開始する。まず、支台歯の欠損側隣接面を、先端にRが付与されたシャンファー用のポイントを用いて形成する（図4-29）。ポイントの近遠心的傾斜は、従来型のブリッジの場合と同様に、両支台歯の歯軸角度を平均した角度とする。本来はこの両隣接面は咬合面に向かって5〜7°程度のテーパーを有するはずである。

　しかし、初心者が形成を行うと、近心支台歯の遠心面は近心に傾斜しすぎ、遠心支台歯の近心面は遠心に倒れ、テーパーが20°を超える場合もある。この両隣接面は平行関係により嵌合維持力を発揮して、接着ブリッジの接着維持力を補う重要な部分となっているので、オーバーテーパーは極力避けなくてはならない。

　このため、近心支台歯の遠心面を最初に形成する時には、ポイントの軸を正規の軸方向よりも遠心に倒して、わずかながらオーバーハングが生じるようにする。その後、遠心支台歯の近心面でも同様に、本来の軸方向よりも近心に倒して形成を行う。

　次いで、平行測定用のミラーなどで両隣接面のなす角度を観察しながら慎重に形成を追加して、最終的に5〜7°程度のテーパーが正確に付与されるようにする。歯肉側のマージン位置は通常は縁上1〜2mmとするが、歯冠長が長ければさらに上方に設定してもよい。その形態

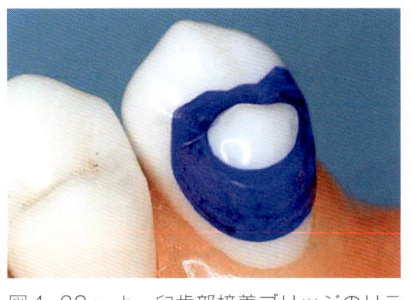

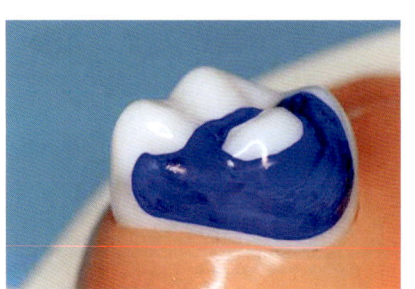

a｜b

図4-28a、b　臼歯部接着ブリッジのリテーナーとしての部分被覆冠の支台歯削除範囲を示している。D字シェープのリテーナー用部分被覆冠はさまざまな臨床的メリットを有している。
a：小臼歯部のリテーナー
b：大臼歯部のリテーナー

接着ブリッジ用部分被覆冠の支台歯形成
テクニカルアドバイス

は軽いシャンファーかナイフエッジにする。
　続いてポイントを舌側に移動させて歯質削除を行う。欠損側の反対側のマージンは、舌側と隣接面の隅角を越えない位置として、通常は歯冠近遠心幅径の2/3程度の位置で留めておく。

　下顎臼歯部支台歯の形成では、舌面の膨隆が小さいため1面形成にすることが多い。しかし、上顎臼歯では口蓋側の膨隆が大きいため、1面形成を行うと中央部でデンティンが露出してしまう可能性がある。そのため、膨隆の強い上顎臼歯では、全部鋳造冠の場合と同様に2面形成を行うことが望ましい。

　舌側歯頸部側のマージンはシャンファー形態にする（図4-30）。

4-29｜4-30

図4-29　先端にRのついたダイヤモンドポイントで欠損側隣接面の削除を行う。頰側のマージンは隅角を超えない範囲に設定する。
図4-30　舌側の歯質削除を行う。舌面の豊隆が強い支台歯の場合には2面形成を行う。削除範囲は近遠心幅径の欠損側寄り2/3程度とする。

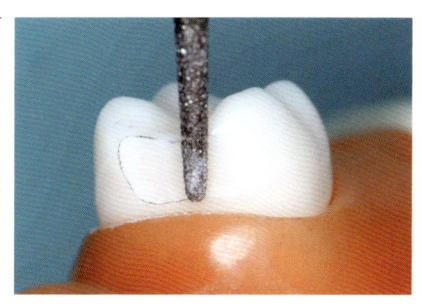

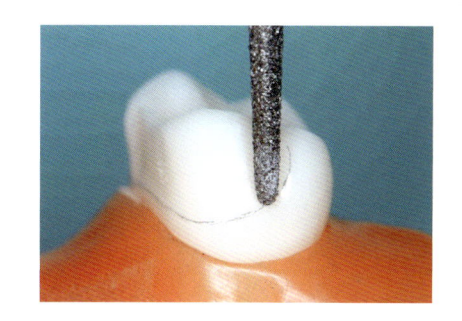

咬合面溝の形成：デンティンよりもメタル厚さ優先で

　次に、先端がフラットでテーパーの付いたポイントで咬合面グルーブの形成を行う。この形成は1級窩洞の形成と同様に行い、頰舌幅は1.5〜2mm、深さは1.5mm程度とする（図4-31）。この時、小臼歯であれば隣在歯との接触点の約1mm手前、大臼歯であれば1.5〜2mm手前で削除をとどめる（図4-32）。最後に舌側と咬合面の両方の削除部分を連結する形成を行う。この連結のための歯質削除はポイントを、舌側からと咬合面溝からの2つの方向に傾斜させて行う（図4-33、34）。

　なお、咬合面溝やそれを舌側の削除面と連結する部分では、その底部でデンティンが露出してしまう場合も少なくはない。このような場合にはデンティンが露出してでも、メタル厚さの確保を優先させるようにする。また、MIにこだわりすぎて咬合面溝の幅を小さくしすぎることも避けるべきである。リテーナーの強度不足は変形や破折を生じて、剥離に直結することを十分に認識しなくてはならない。

4-31｜4-32

図4-31　先端がフラットでテーパーの付いたポイントを使用して、咬合面にグルーブを形成する。
図4-32　グルーブの形成は欠損側から始めて、隣在歯接触点との約1.5〜2mm手前で終了する。

4-33｜4-34

図4-33　グルーブと舌面の切削部を連結するように形成を行う。まず、頰側にポイントを傾斜させて舌側から削除する。
図4-34　続いて、ポイントを舌側に傾斜させてグルーブと舌側削除部分とが完全に連結されるように削除を行う。

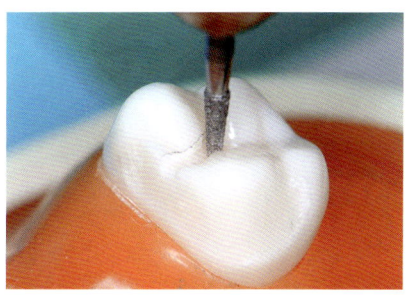

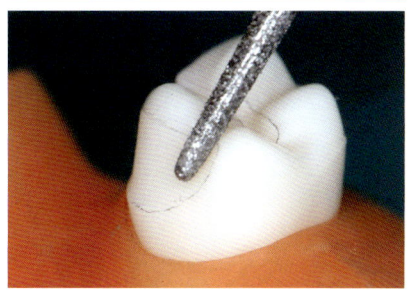

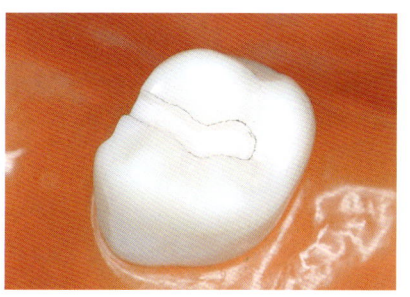

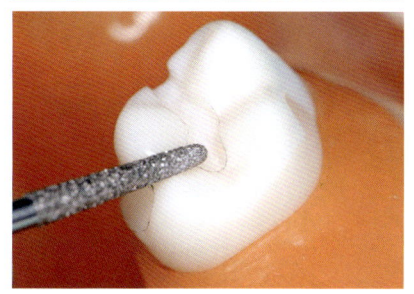

辺縁の修正：線角や隅角が滑らかに移行するような修正をするには

　仕上げとして、削除面どうしが合わさってできた鋭利な部分や不連続なマージンを滑らかな形態に修正する。また、欠損側隣接面と咬合面溝の合わさる部分の線角や隅角には応力が集中しやすい（図4-35）。このため、この部位については特に滑らかな曲面で両者が移行するようにしなくてはならない（図4-36）。これにより、剥離防止だけではなく、リテーナーの破折や変形も生じにくくなる。前歯部の場合と同様、5倍速マイクロモーターハンドピースを使用すると正確な作業が容易になる。

　通常のコントラアングルハンドピースに小型のカーボランダムポイントを組み合わせることでも、多少振動は大きくなるものの同様な作業が可能である。

　形成を終了した大臼歯支台歯および小臼歯の作業模型を図4-37に示した。

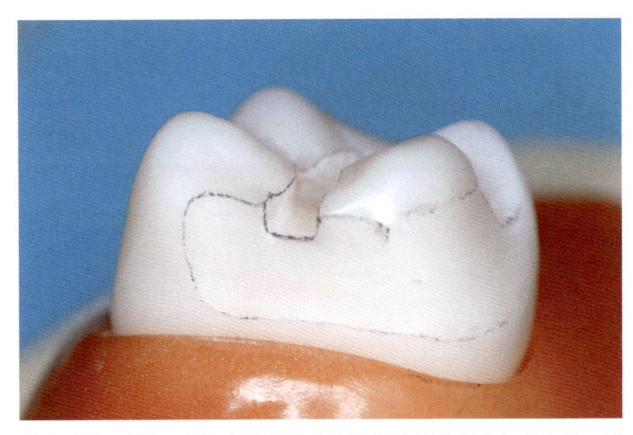

図4-35　グルーブと欠損側隣接面の削除部分の合わさるエッジ部分は応力が集中しやすい。

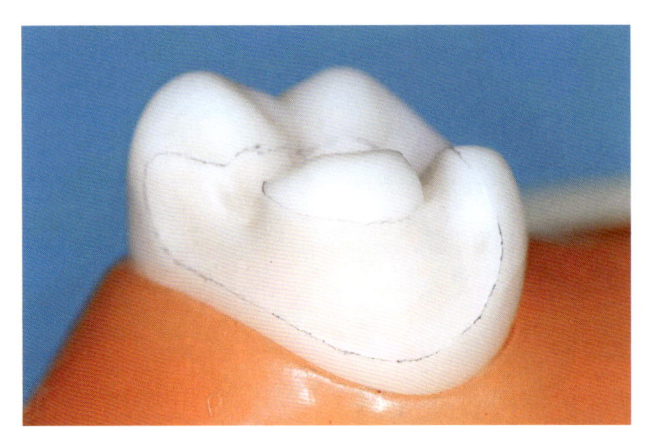

図4-36　エッジ部分を滑らかな曲面に仕上げる。この時、5倍速マイクロモーターハンドピースを使用すると精密な作業が容易になる。

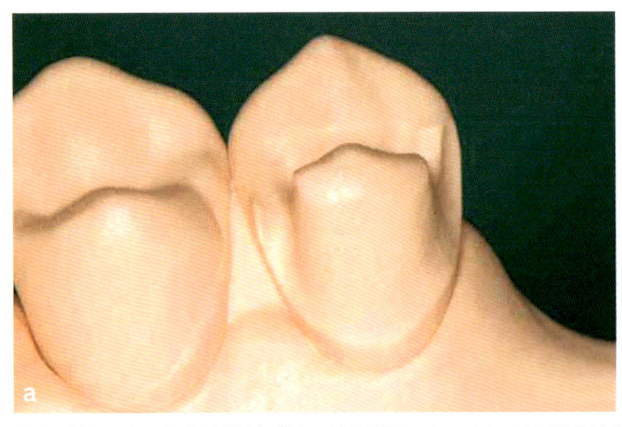

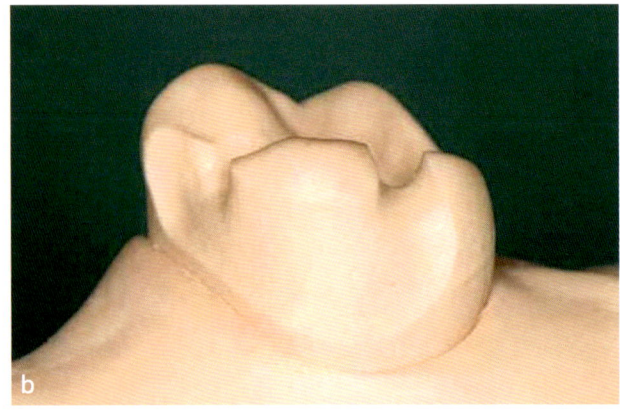

図4-37a、b　臼歯部接着ブリッジのリテーナーとしての部分被覆冠の作業模型を示している。
a：小臼歯部リテーナー、b：大臼歯部リテーナー。

CHAPTER 5

ブリッジの支台歯形成テクニカルアドバイス

CHAPTER 5

撓みと離脱に対する抵抗力のある形成が目標

　接着ブリッジについては「部分被覆冠の支台歯形成」（第4章）に詳しく述べてあるため、ここでは全部被覆冠を支台装置とするブリッジのみを対象として話を進める。

　ブリッジの症例における支台歯形成も、基本は単独のクラウンにおける支台歯形成と変わらない。ただブリッジの場合には支台歯が複数存在しているため、それぞれの支台歯間での平行性がとれていなければならないということである。

　もう一つブリッジの場合に注意すべきことは、

　欠損部のポンティックに力が加わった時、図5-1のように撓んで変形し、一方の支台装置が支台歯から脱離するということが起こりやすい。
　したがってインレーと全部鋳造冠のように、保持力に大きな差がある支台装置を組み合わせたブリッジは避けたほうがよい（図5-2）。そして支台歯形成にあたっては、支台装置を含むフレームに十分な保持力と変形しないだけの強度をもたせるような形態を心がけることである。
　技術的な点での咬合面や切縁の削除方法、軸面形成時のバーの当て方、歯肉縁下歯頸部辺縁の形成方法など注意すべきことは、単独のクラウンと同様である。

　問題となるのは支台歯間の平行性の確保と、撓みによる脱離に対する抵抗力の付与ということになる。

　そこで本章では、ブリッジの支台歯形成で犯しやすい過ちとその原因について解説する。

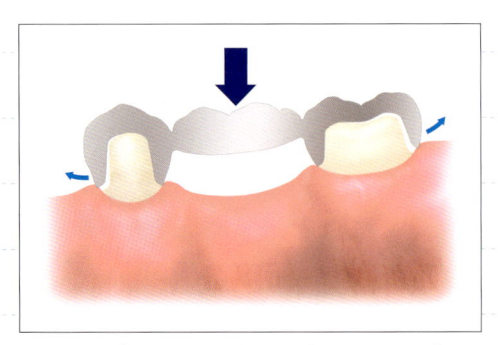

図5-1　ポンティック部に力が加わると、ブリッジが撓んで脱離しようとする力がはたらく。

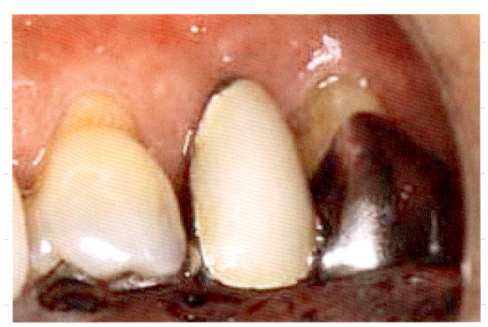

図5-2　支台装置にインレーと全部鋳造冠を組み合わせたブリッジ。保持力の弱いインレーが支台歯から脱離している。

① 咬合面の削除

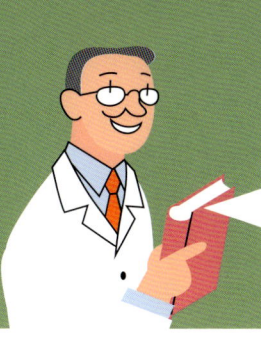

最後臼歯が支台歯の症例が危ない！

最後臼歯の支台歯は対合歯とのクリアランスが少なくなることに注意

　臼歯部における咬合面、前歯部における切縁および舌面の削除においては、対合歯との間に必要なクリアランスの量は単独のクラウンと変わらない。

　ただ咬合面の削除で注意すべきは、最後臼歯がブリッジの支台歯となる症例である。

　最後臼歯が支台歯になるということは、通常は支台歯形成が終了した時点で第二小臼歯より後方の咬合面が削除されているため、患側のオクルーザルストップが不安定になることを意味する（図5-3）。具体的には咬頭嵌合位をとろうとして噛み込んだ場合、患側の下顎頭が関節窩内で上方に移動し、対合歯とのクリアランスが少なくなる（図5-4）。実際に第一大臼歯欠損のブリッジの症例で、第二大臼歯の咬合面をかなり削除したのに、患者に噛んでもらうと対合歯とのクリアランスは、自分が思ったほどとれていなかったという経験を誰しもがもっていると思う。

　したがって最後臼歯が支台歯になる症例で歯冠形態が残っている場合は、まず支台歯形成前に印象を採得しておき、咬合面の削除にあたっては、ガイドグルーブを入れてしっかり削除量を規制する。

　形成後あらかじめ採得しておいた印象を利用してテンポラリークラウンを製作し咬合させれば、下顎は最初の咬頭嵌合位の位置に戻るはずである。このようにすれば咬合面を削除しすぎることなく、支台歯形成を行うことができる。

　最初から最後臼歯の歯冠が崩壊していて、噛み込んだ時に患側の咬合が低くなっている可能性がある症例では、支台歯形成後テンポラリーブリッジを仮着する時に調整する。

　すなわちテンポラリーブリッジを最初わずかに高くなるように製作しておき、反対側が咬合接触するまで咬合面を削合、調整する。通常はテンポラリーブリッジなしで噛み込んだ時よりも、この時点で患側の咬合は少し挙上されているはずである。このテンポラリーブリッジを仮着して、違和感がなくなるまで調整を繰り返しながら経過観察を行うと、下顎は本来の咬頭嵌合位に戻ってくるので、それから咬合採得に移るのが得策である。

図5-3　第二小臼歯から後方の咬合面が削除されると、オクルーザルストップが不安定になる。
図5-4　噛み込んだ時に顎関節窩内で患側の下顎頭が上方に移動して、上関節腔が狭くなりやすい。

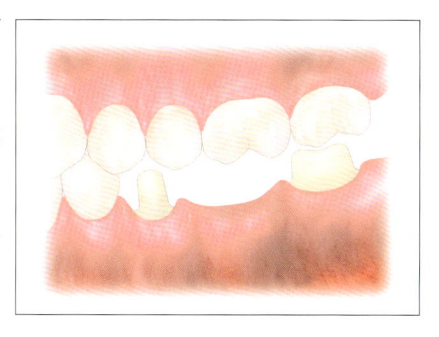

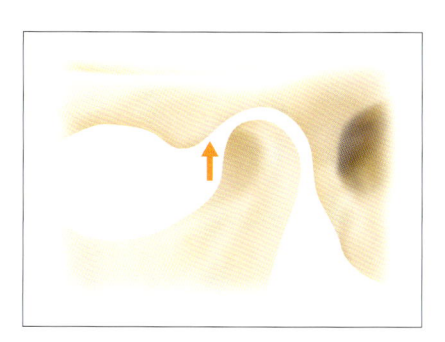

② 軸面形成

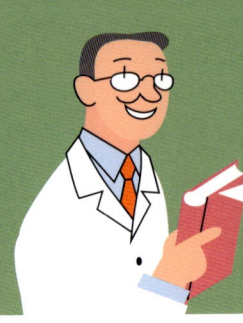

平行性の確認法を誤っては元も子もない

初心者が犯しやすい過ちを徹底解明

　ブリッジ支台歯の軸面形成では、何といっても支台歯間の平行性に注意しなければならない。

　初心者が犯しやすい過ちは、臼歯部ブリッジであれば頰側、前歯部ブリッジであれば唇側から観察して、それぞれの支台歯の近遠心軸面テーパーを比べてみて、平行性がとれているかどうかを判断することである。しかしそれだけでは支台歯間の平行性は確認できない。

　臨床的に重要なのは、それぞれの支台歯の頰舌側軸面のテーパーがどうなっているかである。

　たとえば図5-5のような下顎第一大臼歯欠損の典型的なブリッジの症例で、支台歯形成後、咬合面からそれぞれの支台歯を個別に見ても、頰側から支台歯間の平行性を観察しても問題がないように見える（図5-6～8）。しかしながら近心からそれぞれの支台歯の頰舌側軸面テーパーを観察すると、明らかに平行性がとれていないことがわかる（図5-9）。

　なぜこのようなことが起こりやすいかというと、第2章「全部鋳造冠の支台歯形成」でも述べてきたように、

　初心者は形成している部位だけに注意を集中しやすいことが大きい。

　ブリッジの支台歯形成においては、複数の支台歯それぞれの歯軸傾斜が近遠心的のみならず、頰舌的にも異なっている場合が多い。前歯部にしても臼歯部にしても1歯欠損でその両側2歯が支台歯となる基本的なブリッジの症例では、この歯軸傾斜の違いもそれほど大きくないことが多いが、前歯から臼歯にわたる支台歯が3歯以上のブリッジになると、支台歯間の歯軸傾斜の違いが大きくなる。

　したがって支台歯形成にとりかかる前に、研究用模型上でブリッジの着脱方向を決定しておき、その方向に対してそれぞれの支台歯が逆テーパーにならないように、またアンダーカットができないように形成しなければならない。

ブリッジの支台歯形成
テクニカルアドバイス

平行性に問題がないように見えても…

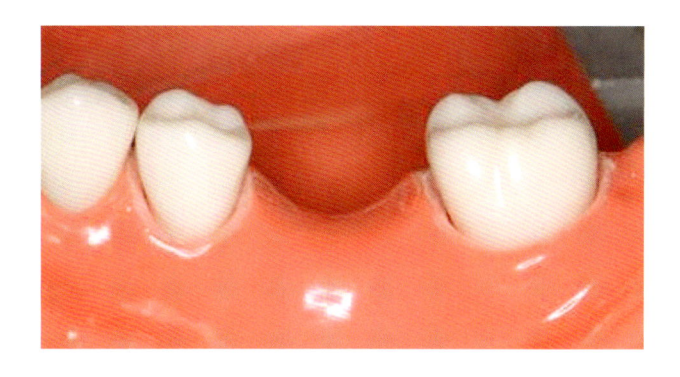

図5-5　下顎第一大臼歯欠損の典型的なブリッジの症例。

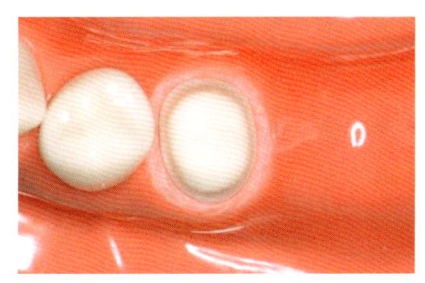

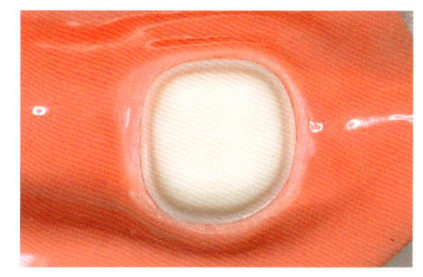

先生、これでよろしいですか？

図5-6

図5-7

図5-6　支台歯形成が終了した第二小臼歯の咬合面観。単独では問題がないように見える。
図5-7　同じく第二大臼歯の咬合面観。やはり単独では問題がないように見える。
図5-8　支台歯形成修了後の頬側面観。近遠心軸面は平行性がとれていて問題ないように見える。

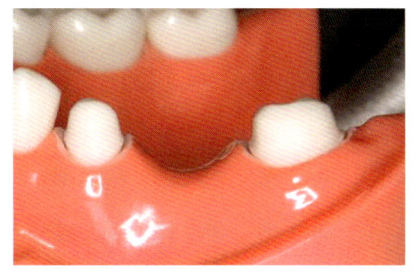

図5-8

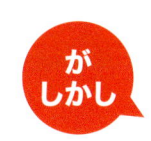

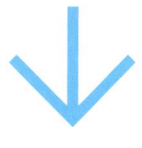

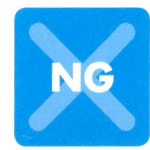

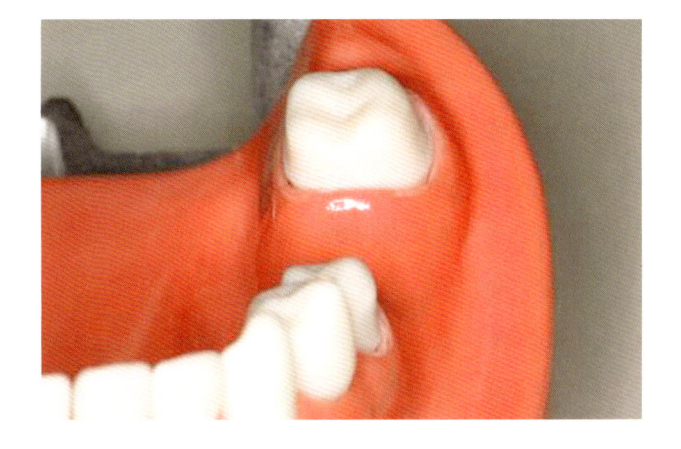

がしかし

NG

図5-9　近心から見ると第二小臼歯頬側軸面と第二大臼歯舌側軸面が互いに逆テーパーとなっているのがわかる。

127

CHAPTER 5

ここでも支台歯を三次元的に見ながら平行性を確実に確保しよう

そのためには、やはり支台歯を三次元的に見て形成するということが重要である。

具体的には、たとえば第一大臼歯が欠損して第二小臼歯と第二大臼歯が支台歯の場合、第二小臼歯の頬側軸面を形成する時には、第二大臼歯の舌側軸面のテーパーを見ながら平行性が確保でき、かつ保持力も十分得られるようにバーの角度を定めて行う（図5-10）。

すなわち頬舌側軸面の形成を行う際には、もう一方の支台歯の頬舌的に反対側の軸面を見ながら行うということが基本である。そして形成が済んだら両方の支台歯を図5-11のように近心方向から片目で観察して、支台歯間の平行性がとれていることを確認する。あるいは市販の平行測定器を近遠心的に当てて確認するだけではなく、図5-12のように頬舌的にも当てて確認するとよい。

前歯から臼歯にわたる支台歯が3歯以上の大型ブリッジでは、正常歯列であってもそれぞれの支台歯の歯軸傾斜が異なっているので、特に生活歯の場合には露髄の危険性が増して、支台歯形成がはるかに難しくなる。

また支台歯がすべて失活歯で支台築造が行われている場合でも、支台歯が4歯5歯と増えてくると口腔内ですべての支台歯の平行性を確認するのは難しい。そのような症例では、支台歯形成後概形印象採得を行って、確認用の模型を製作するとよい（図5-13）。

さらに無理に平行性を確保しようとすると、支台歯の歯軸と歯冠軸が極端に異なってしまうような場合がある。そのような症例では、固定性のブリッジではなく半固定性のブリッジを設計することも必要である（図5-14～16）。

頬舌側軸面形成の重要テク

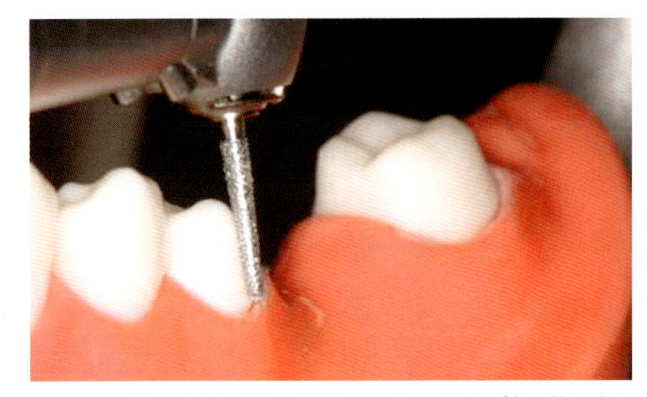

図5-10　第二大臼歯舌側の軸面テーパーを見ながら、第二小臼歯頬側の軸面形成を行う。

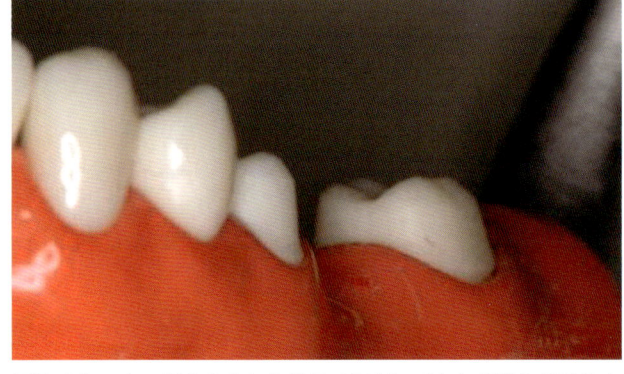

図5-11a、b　近心方向から片目で観察して支台歯間の頬舌的なテーパーを確認する。

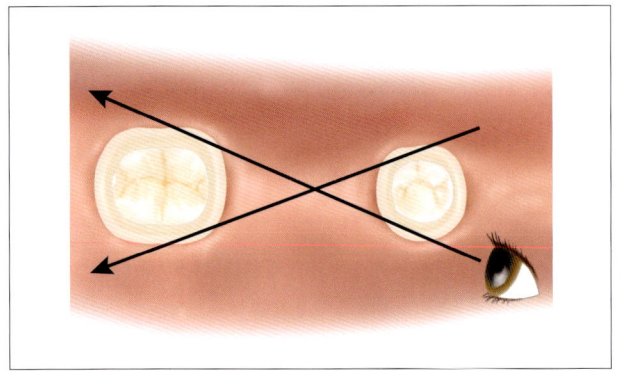

図5-11b

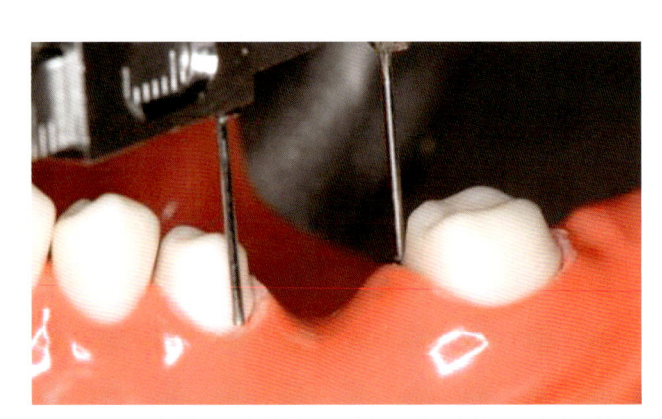

図5-12　平行測定器を使用する時も、近遠心的に平行性がとれているかだけでなく頬舌的な平行性についても確認する。

ブリッジの支台歯形成
テクニカルアドバイス

こんな時は確認法を変えよう！　支台歯の本数が多い時

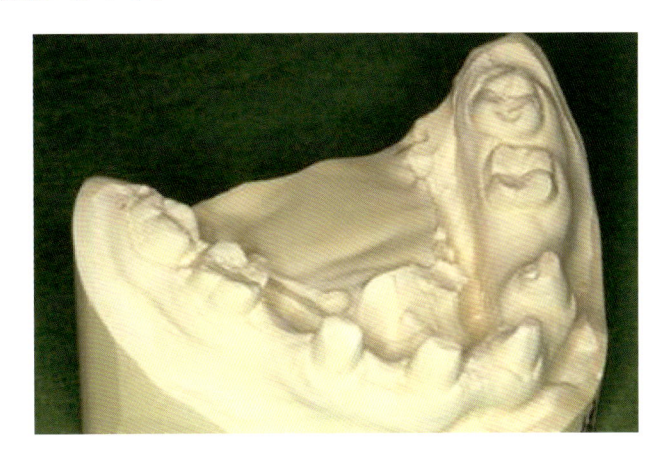

図5-13　支台歯が多いブリッジの症例では、平行性を確認するための模型を製作するとよい。

こんな時は確認の方法を変えよう！　平行性の確保に無理がある時

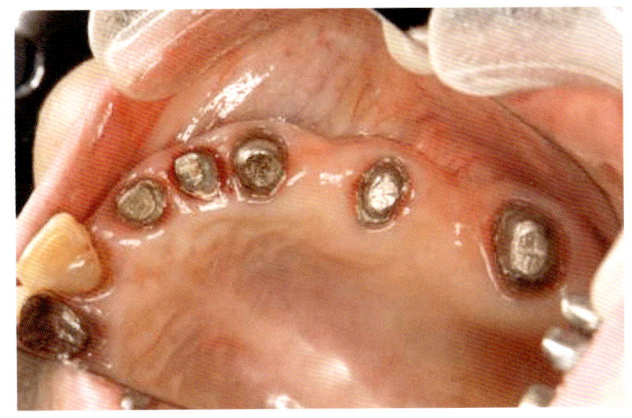

図5-14　上顎第一小臼歯と第一大臼歯欠損をブリッジで補綴した症例。すでに支台築造がなされていたため中切歯と側切歯支台の歯冠長が短くなっている。

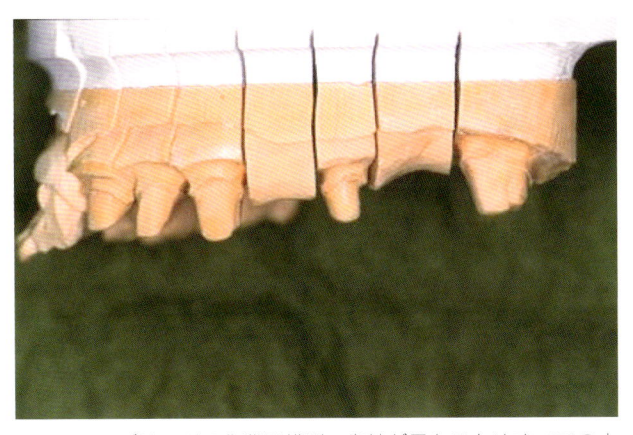

図5-15　ブリッジの作業用模型。歯軸が異なるためすべての支台歯の平行性を確保するのは難しい。

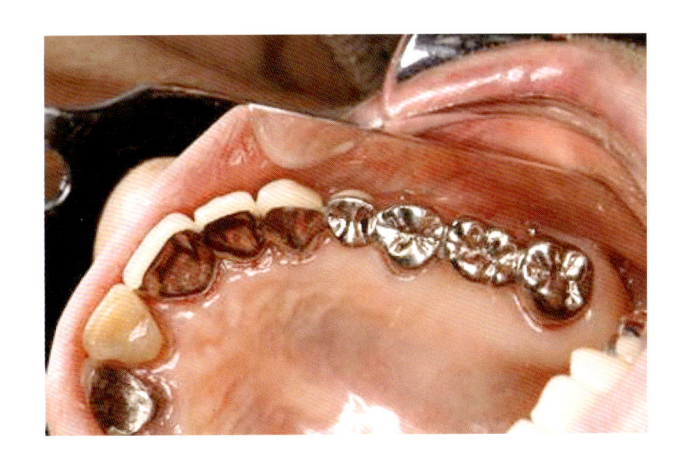

図5-16　第一小臼歯と第二小臼歯間にキーアンドキーウェイを応用した半固定性ブリッジで対処した。

③ 撓みによる脱離対策

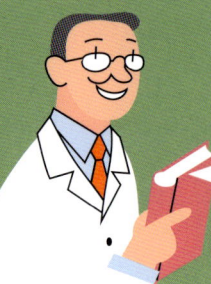

ポンティック、支台歯の非欠損側、マージンに"力"への抵抗力を与えよう

撓みに抗するには時にポンティック形態にも熟慮が必要

　脱離の原因を考えた場合ブリッジが単独のクラウンと異なるのは、ポンティック部に咬合力が加わった時に、全体が撓んで支台歯から離脱する力がはたらくことである。これを防ぐためには、一つにはブリッジが変形しないだけの強度をもたせることが重要である。

　特にポンティックと支台装置との連結部は注意しなければならない。

　たとえば下顎第一大臼歯欠損をブリッジで補綴しようとする場合、臨床では欠損を長期間放置していたために対合歯が挺出し、上下的な補綴間隙が少なくなっている症例によく遭遇する。そのような症例で下顎臼歯部ブリッジの原則に則り、清掃性を重視して離底型ポンティックを設計すると、基底面は粘膜から2mm以上は離す必要があるためどうしてもポンティック自体が薄くなる。また支台装置との連結部も十分な面積がとれないために、ブリッジのフレーム全体の剛性強度が不十分となって、ポンティックに咬合力が加わった時撓みやすくなる（図5-17）。

　そのような症例では離底型ではなく船底型ポンティックを選択し、連結部も十分な面積を確保するといった工夫が必要になる（図5-18）。

支台装置の非欠損側の辺縁からくる"力"にテーパーで対抗

　もう一つはブリッジが撓んだ時には、図5-19のように支台装置の非欠損側の辺縁が支台歯から離脱する力がはたらくため、この部分の保持力と強度を確保することが重要となる。

　そのためには軸面のテーパーを傾斜しすぎないように抑えること、高さを十分確保すること、支台装置の辺縁が変形しないようなマージン形態に形成することなどが必要である。

　しかし実際の臨床で形成された下顎臼歯部ブリッジの支台歯を見ると、図5-20のように欠損側の軸面テーパーは抑えられて平行に近く、非欠損側の軸面テーパーの傾斜が強いことが多い。これは矢状面で見た場合咬合平面が下方に膨らんだ弧を描いており、歯軸もそれに従って傾斜しているためであり、普通に支台歯形成を行えばこのような状態になるのは当然である（図5-21）。しかしながらこのような形成だと、撓みによる脱離に対する抵抗力は弱くなる。

　したがって逆に図5-22のように、非欠損側軸面どうしのテーパーを極力抑える意識で形成することが必要である。

　ただ下顎大臼歯は解剖学的に歯冠長が短いだけでなく、最後臼歯の遠心は歯肉縁が高い位置にあって、臨床的歯冠はさらに短くなっていることが多い。そのうえタービンヘッドが対合歯に当たったりして入りにくく、また直視できない部位なので適切なテーパーを保って軸面形成を行うのはかなり熟練しないと難しい。

撓みへの対処はこれだ

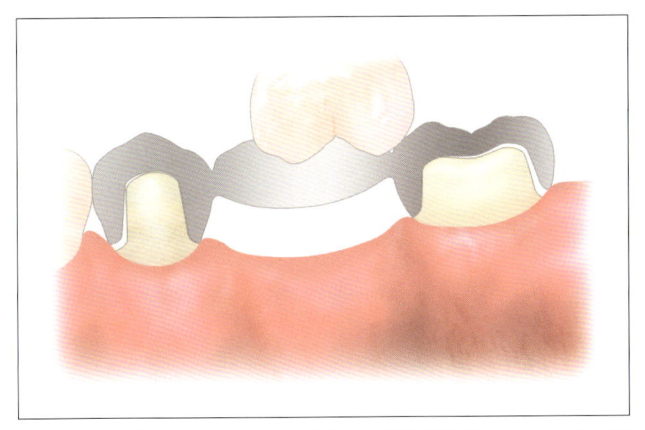

図5-17　ブリッジの症例で上下的な補綴間隙が少ない場合、離底型ポンティックで対処しようとするとポンティックも連結部も薄くなり、力が加わった時に撓みやすい。

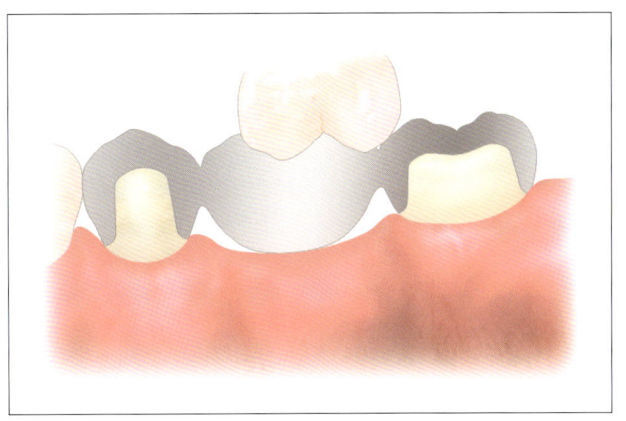

図5-18　このような症例では下顎臼歯部であっても船底型ポンティックを応用し、連結部とともに厚みをもたせて撓みにくくする。

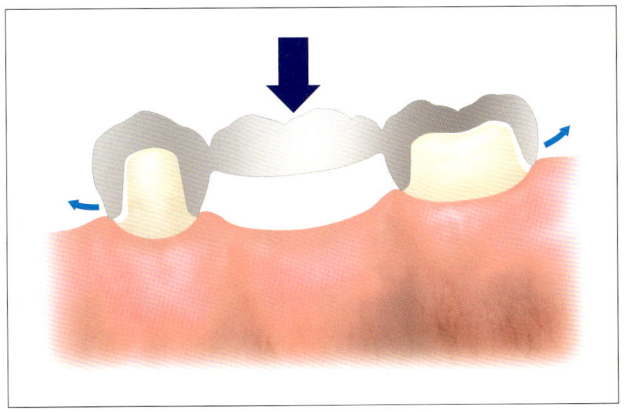

図5-19　ブリッジが撓むと非欠損側のマージン部に引張応力がはたらいて、支台歯から脱離しようとする。

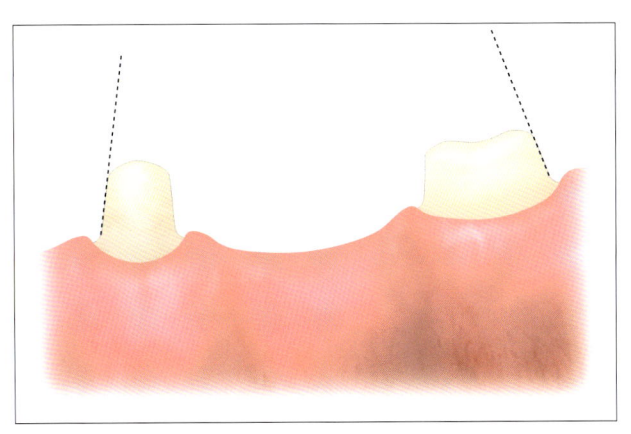

図5-20　下顎臼歯部ブリッジでは支台歯どうしの非欠損側軸面テーパーが強くなりやすい。

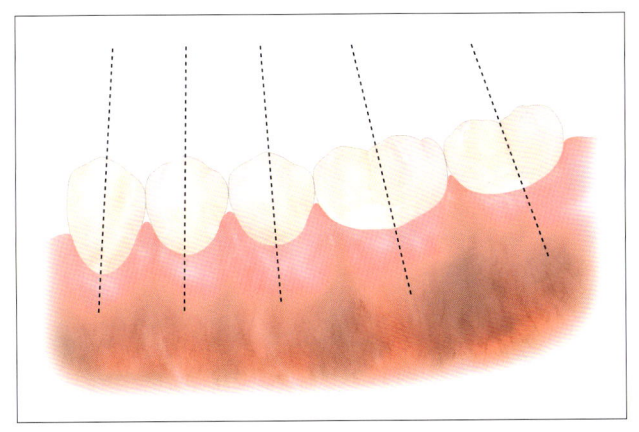

図5-21　矢状面で見ると咬合平面は下方に膨らんだ弧を描いているため、下顎歯の歯軸は後方へ行くにしたがって傾斜が強くなる。

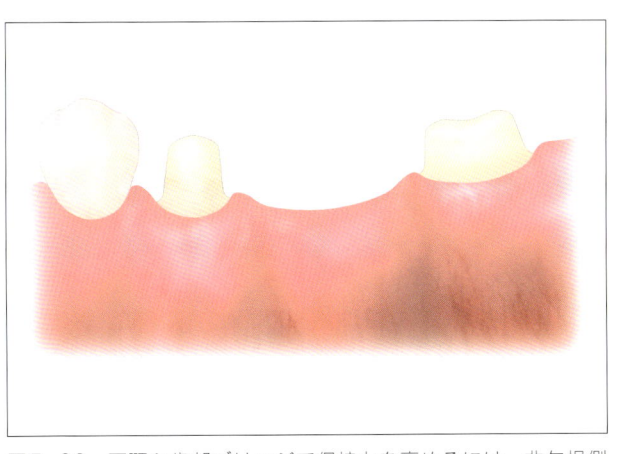

図5-22　下顎臼歯部ブリッジで保持力を高めるには、非欠損側軸面の高さを確保しテーパーを抑えることが重要である。

したがって少しでもブリッジとしての保持力を確保するためには、直視可能なもう一方の支台歯の非欠損側、すなわち近心隣接面の軸面テーパーはできるだけ抑えるようにしなければならない。

一方、上顎臼歯部ブリッジでは歯軸傾斜がまったく逆の関係になるので、普通に支台歯形成を行えば非欠損側の軸面テーパーが抑えられることになる。脱離に対する抵抗力は増加するが、今度は逆テーパーとなる可能性もあるので注意が必要である（図5-23）。

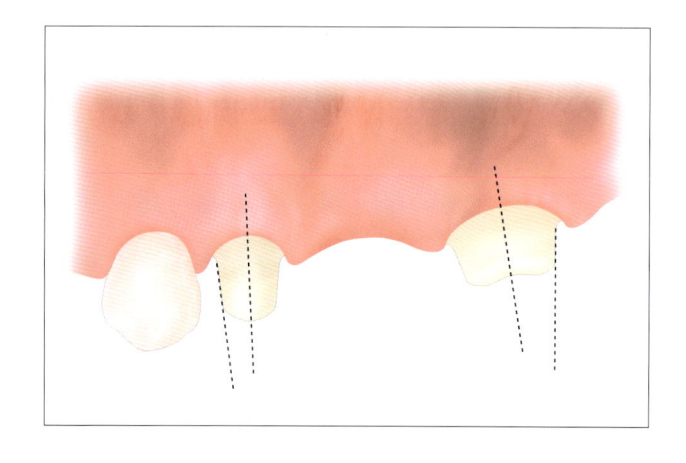

図5-23 上顎臼歯部では歯軸傾斜が下顎と逆になるので、ブリッジの支台歯形成では非欠損側軸面が逆テーパーとならないように気をつける。

しっかりと厚みのあるシャンファー形成で強度を確保せよ

また支台装置のマージンに強度をもたせるためには、辺縁はある程度厚みのある形態のほうが望ましい。

つまり薄いナイフエッジのような形態ではなく、しっかりとした厚みのあるシャンファー形態に形成するということが重要である。

実際に臨床で支台歯形成を行ってみるとわかるが、口腔内でシャンファー形成用のバーを使用して辺縁をシャンファー形態に形成したつもりでも、模型にして観察してみると、ライトシャンファーやナイフエッジのようなマージン形態になっていることがよくある。これは歯面へのバーの当て方、すなわちバー先端の丸みのある中央部までがしっかりとマージンに触れていないために起こることなのであるが、ブリッジの支台歯形成で、特に非欠損側軸面の辺縁ではこのようなことのないよう注意しなければならない。

参考文献

第1章　支台歯形成の基本

1. 保母須弥也，Sillingburg HT，Whitsett LD．歯冠補綴学．東京：クインテッセンス出版，1978．
2. Smith BGN. Planning and Making Crowns and Bridges. 3rd ed. Lodon：Martin Dunitz Co., 1998.
3. 石橋寛二，伊藤裕，川和忠治，寺田善博，福島俊士，三浦宏之(編)．クラウンブリッジテクニック．東京：医歯薬出版，2008．
4. 石橋寛二，川添堯彬，川和忠治，福島俊士，他．クラウンブリッジ補綴学．第4版．東京：医歯薬出版，2009．
5. Silness J. Periodontal Conditions in Patients Treated with Dental Bridges Ⅲ The Relationship between the Location of the Crown Margin and the Periodontal Condition. J Periodontal Res 1970；5：225-229.
6. Newcomb GM. The Relationship between the Location of Subgingival Crown Margins and Gingival Inflammation. J Periodontol 1974；45：151－154.
7. 長谷川成男，望月洋，佐藤尚弘．クラウンのマージンと辺縁歯肉．マージンチェッカーを作って．歯科評論　1984；498：47－57．
8. 井上昌幸．歯周疾患の初発・増悪因子歯冠修復処置．補綴誌　1987；31：1－7．

第2章　全部鋳造冠の支台歯形成　テクニカルアドバイス

1. Jorgensen KD. The relationship between retention and convergence angle in cemented veneer crowns. Acta Odontol Scand 1955；13：35－40.
2. Kaufma EG, Coelho DH, Colin L, Factors influencing the retention of cemented gold castings. J Prosthet Dent 1961；11：487－502.
3. 橋本收．鋳造冠の支台歯形態に関する実験的研究．軸面傾斜度ならびに歯頸部辺縁形態について．補綴誌　1972；16：268－287．
4. 塩沢育巳，中野雅徳，三間清行，森川昭彦，他．軸面テーパー値と不快症状発生率に関する臨床的研究．補綴誌　1978；22：515－520．
5. 青木潤一，富金原則子，清浦祝子，花村典之．全部鋳造冠の軸面傾斜角について．第1報．歯型の観察．補綴誌　1980；24：1-7．
6. 野口幸彦，青木潤一，中村幸博，栗家洋，他．全部鋳造冠の軸面傾斜角について．第2報．術者の経験年数による差異．補綴誌　1982；26：710－720．
7. 藤田恒太郎，桐野忠大．歯の解剖学．第21版．東京：金原出版，1976．
8. 上條雍彦．日本人永久歯解剖学．第15版．東京：アナトーム社，1986．
9. 山本鉄雄．全部鋳造冠支台歯軸面の表面粗さと保持力に関する実験的研究．鶴見歯学　1983；9：29－48．
10. 青木潤一，清水忠明，山本鉄雄，野口幸彦，他．切削器具の差異が支台歯の表面性状に及ぼす影響．鶴見歯学　1983；9：131－141．
11. 松浦智二，田中敏治，毛利邦雄，長岡幸一，他．冠支台形成仕上げに関する研究．形成仕上げ面について．福歯大歯誌　1978；5：119－137．
12. 中村善治．表面粗さと鋳造冠の浮き上がりに関する実験的研究．補綴誌　1986；30：1091－1105．

第3章　前装鋳造冠の支台歯形成　テクニカルアドバイス

1. 飛奈達也．有髄橋脚歯としての上顎中切歯形態の研究．口病誌　1958；25：308－327．
2. 杉浦英二．有髄橋脚歯としての上顎犬歯形態の研究．口病誌　1959；26：1807－1829．
3. 藤田武夫．上顎中切歯における歯冠形態および歯髄腔形態の研究．第1報．Ｘ線写真による計測法について．歯学　1977；65：1-21．
4. 藤田武夫．上顎中切歯における歯冠形態および歯髄腔形態の研究．第2報．歯冠外形と歯髄腔形態の相互関係について．歯学　1977；65：22－47．
5. 玉澤佳純．上顎中切歯の歯髄腔形態のＸ線学的研究．補綴誌　1989；33：178－192．

6. 保母須弥也, Sillingburg HT, Whitsett LD. 歯冠補綴学. 東京：クインテッセンス出版, 1978.
7. 石橋寛二, 伊藤裕, 川和忠治, 寺田善博, 福島俊士, 三浦宏之 (編). クラウンブリッジテクニック. 東京：医歯薬出版, 2008.
8. 石橋寛二, 川添堯彬, 川和忠治, 福島俊士, 他. クラウンブリッジ補綴学. 第4版. 東京：医歯薬出版, 2009.
9. 藤田恒太郎, 桐野忠大. 歯の解剖学. 第21版. 東京：金原出版, 1976.
10. 上條雍彦. 日本人永久歯解剖学. 第15版. 東京：アナトーム社, 1986.

第4章　接着ブリッジ用部分被覆冠の支台歯形成 テクニカルアドバイス

1. 田中卓男, 永田勝久, 竹山守男, 中林宣男, 増原英一. 鋳造用Ni-Cr合金に接着するオペークレジンの研究(2). 不働態被膜による接着耐久性の向上. 歯理工誌　1979;20(52):221 - 227.
2. 田中卓男, 永田勝久, 竹山守男, 中林宣男, 増原英一. 金合金に接着するオペークレジンの研究. 歯理工誌　1980;21(54):95 - 102.
3. 真坂信夫. 接着ブリッジの臨床(2). 接着ブリッジの診断から装着までの実際(上). 歯科評論　1983;159-178.
4. H.T. シリンバーグ, 保母須弥也, D.W. フィッシャー. キャスト・ゴールド・プレパレーション. 東京：医歯薬出版, 1984.
5. 小島克則, 門磨義則, 今井庸二. トリアジンチオン誘導体モノマーを応用した貴金属の接着. 歯材器　1987;6:702 - 707.
6. H.T. シリンバーグ, R. ジャコビー, S.E. ブラケット. ツースプレパレーション. 東京：クインテッセンス出版, 1993.
7. 日本接着歯学会(編). 接着歯学. 東京：医歯薬出版, 2002.
8. 松村英雄, 小泉寛恭, 田上直美. 接着を活かした歯冠修復／支台装置としての接着リテーナーと3/4クラウンの比較. 京都：永末書店, 2006.
9. 石橋寛二, 伊藤裕, 川和忠治, 寺田善博, 福島俊士, 三浦宏之 (編). クラウンブリッジテクニック. 東京：医歯薬出版, 2008.
10. 田中卓男, 田上直美, 永野清司, 松村英雄. 新素材を用いた接着ブリッジの臨床. 歯科評論　2008.

第5章　ブリッジの支台歯形成 テクニカルアドバイス

1. 井上昌幸. ブリッジの診断から装着まで 1. 補綴臨床　1975;8:233 - 245.
2. 井上昌幸. ブリッジの診断から装着まで 3. 補綴臨床　1976;9:1 - 12.
3. 保母須弥也, Sillingburg HT, Whitsett LD. 歯冠補綴学. 東京：クインテッセンス出版, 1978.
4. Smith BGN. Planning and Making Crowns and Bridges. 3rd ed. Lodon：Martin Dunitz Co., 1998.
5. 石橋寛二, 伊藤裕, 川和忠治, 寺田善博, 福島俊士, 三浦宏之 (編). クラウンブリッジテクニック. 東京：医歯薬出版, 2008.
6. 石橋寛二, 川添堯彬, 川和忠治, 福島俊士, 他. クラウンブリッジ補綴学. 第4版. 東京：医歯薬出版, 2009.

【著者略歴】

嶋倉道郎(しまくら・みちお)

昭和24年3月	新潟県にて生まれる
昭和48年3月	東京医科歯科大学歯学部卒業
昭和52年3月	新潟大学大学院歯学研究科歯科補綴学専攻修了　歯学博士授与
昭和52年4月	新潟大学歯学部附属病院第2補綴科　助手
昭和54年6月	新潟大学歯学部附属病院第2補綴科　講師
昭和57年6月～昭和59年2月	文部省在外研究員としてドイツ連邦共和国Wuerzburg大学に留学
昭和59年4月	新潟大学歯学部歯科補綴学第2講座　助教授
平成2年12月	奥羽大学歯学部歯科補綴学第1講座　教授
平成19年4月	奥羽大学大学院歯学研究科　専任教授

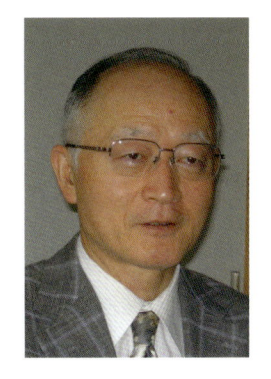

田中卓男(たなか・たくお)

昭和23年2月	愛知県にて生まれる
昭和48年3月	北海道大学歯学部卒業
昭和53年3月	北海道大学大学院歯学研究科修了
昭和53年4月	北海道大学歯学部歯科補綴学第2講座　助手
昭和54年4月～昭和55年3月	東京医科歯科大学医用器材研究所(学術振興会流動研究員)
昭和55年6月	長崎大学歯学部附属病院創設準備室　講師
昭和57年4月	長崎大学歯学部歯科補綴学第1講座　助教授
平成3年2月～平成4年2月	米国メリーランド大学歯学部(客員助教授)
平成8年9月	鹿児島大学歯学部歯科補綴学第1講座　教授
平成13年4月	鹿児島大学医歯学総合研究科咬合機能補綴学分野　教授

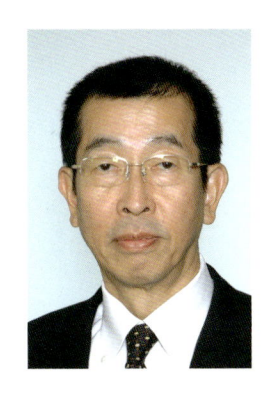

QUINTESSENCE PUBLISHING 日本

支台歯形成のかんどころ
うまい形成　下手な形成

2012年5月10日　第1版第1刷発行
2024年5月15日　第1版第4刷発行

著　者　嶋倉道郎／田中卓男

発行人　北峯康充

発行所　クインテッセンス出版株式会社
東京都文京区本郷3丁目2番6号　〒113-0033
クイントハウスビル　電話(03)5842-2270(代表)
(03)5842-2272(営業部)
(03)5842-2279(編集部)
web page address　https://www.quint-j.co.jp

印刷・製本　サン美術印刷株式会社

Printed in Japan
ISBN978-4-7812-0258-7　C3047

禁無断転載・複写
落丁本・乱丁本はお取り替えします
定価はカバーに表示してあります